Virna Juliane Arica Cieza
Rosa Jeuna Díaz Manchay
Mirtha Flor Cervera V

El cuidado de enfermería al adulto mayor hospitalizado

Virna Juliane Arica Cieza
Rosa Jeuna Díaz Manchay
Mirtha Flor Cervera V

El cuidado de enfermería al adulto mayor hospitalizado

Complementariedad, calor humano e interculturalidad

Editorial Académica Española

Imprint
Any brand names and product names mentioned in this book are subject to trademark, brand or patent protection and are trademarks or registered trademarks of their respective holders. The use of brand names, product names, common names, trade names, product descriptions etc. even without a particular marking in this work is in no way to be construed to mean that such names may be regarded as unrestricted in respect of trademark and brand protection legislation and could thus be used by anyone.

Cover image: www.ingimage.com

Publisher:
Editorial Académica Española
is a trademark of
International Book Market Service Ltd., member of OmniScriptum Publishing Group
17 Meldrum Street, Beau Bassin 71504, Mauritius

Printed at: see last page
ISBN: 978-620-2-15878-7

Virna Juliane Arica Cieza
Rosa Jeuna Díaz Manchay
Mirtha Flor Cervera Vallejos

EL CUIDADO DE ENFERMERÍA AL ADULTO MAYOR HOSPITALIZADO: COMPLEMENTARIEDAD, CALOR HUMANO E INTERCULTURALIDAD

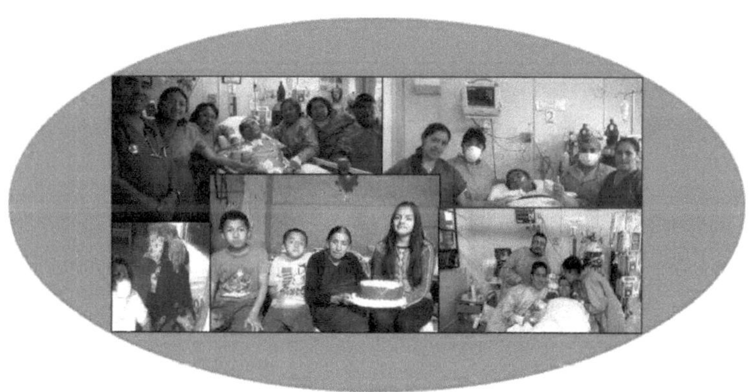

Chiclayo, Perú
2018

Libro: El cuidado de enfermería al adulto mayor hospitalizado: complementariedad, calor humano e interculturalidad

Mgtr. Virna Juliane Arica Cieza
Celular: 998035585
Correo: jaricacieza@gmail.com

Dra. Rosa Jeuna Díaz Manchay
Celular: 990003610
Correo: rdiaz@usat.edu.pe

Dra. Mirtha Flor Cervera Vallejos
Celular: 942710470
Correo: mcervera@usat.edu.pe

Primera Edición

AGRADECIMIENTOS

A Dios que con su sabiduría eterna inspira nuestra inteligencia para producir conocimiento en el rescate del respeto a la dignidad humana y la humanización de la salud de los más excluidos.

Virna Juliane

A mis adorados hijos, quienes con su comprensión por dejarlos solos para ir a estudiar me apoyaron y lograr con éxito la meta trazada. A mis padres y a mi abuelita Mavila fuente de inspiración en mi vida. A los adultos mayores, por sus aportes y experiencia, sin ellos hubiera sido imposible la realización de este trabajo de investigación.

Rosa Jeuna

A mis amados hijos: Jimmy Fernando y Rosa Fernanda, porque son la principal motivación para seguir superándome día a día. A mí querido esposo: Jimmy Alexander por su apoyo incondicional. A la memoria de mis padres: Nicanor y Luisa, y a la memoria de mi hermana: Juanita, quienes son mis ángeles e inspiración.

Mirtha Flor

A familia amorosa: padres, Andrés y Elva que desde el cielo siempre interceden por mí; hermanos, María, Mabél, Fernando, Magaly y Andrés y a todos mis sobrinos.

INDICE

PRÓLOGO

Tener la oportunidad de participar en esta obra es un honor, ya que tengo el placer de compartir experiencias de vida con sus autoras, la colega **Virna Juliane Arica Cieza**, profesionista comprometida con el cotidiano vivir de los pacientes dentro de las instituciones de salud; **Rosa Jeuna Díaz Manchay**, mujer fuerte, emprendedora, que logra ver la trascendencia en cada reto personal y profesional que se propone, Rosita una profesionista que hace de situaciones académicas con estudiantes y tesistas "instantes eternos", y a la par y no por menos importante, digna también de mi reconocimiento **Mirtha Flor Cervera Vallejos**, amiga y profesionista comprometida con el cuidado de la persona que cuida, son ellas tres grandes y reconocidas profesionistas que en el instrumentar de su alma, corazón y mente, logran sembrar la esperanza de un mañana mejor en la persona que demanda cuidado de enfermería.

Podríamos enfatizar que esta obra invita a la reflexión del profesionista enfermero, es pues un camino para llegar al entendimiento de la importancia del cuidado de enfermería al Adulto Mayor.

Nos convida al transitar académico del cuidado que para muchos se ha considerado que es aquello que nos define "es el poseer razón" (Boff). Pero, cuando esa razón solo es explicada y utilizada desde su dimensión instrumental, producimos una fractura en nosotros mismos y en nuestra relación con el mundo que nos aleja de otras dimensiones tan esencialmente humanas como lo pueda ser la razón instrumental. El cuidado supone pues una responsabilización y un "compromiso afectivo con el otro".

Nos incita también en analizar la complementariedad en el cuidado, donde el profesional de enfermería tiene la oportunidad de centrar el cuidado que proporciona en las interrelaciones humano-humano, con una serie de conocimientos muy bien diferenciados, valores, dedicación, relación moral e interpersonal con el sujeto de cuidado.

Reflexionar también en el cuidado y el calor humano, explicado como las tecnologías aplicadas en el campo de la salud y particularmente dirigidas al cuidado humano, ofrecen métodos y técnicas para la conservación de la salud sin privar al usuario del calor humano, donde se da la oportunidad de que el profesional de enfermería, utilice el arte en el proceso de cuidar, para fortalecer de esta manera la práctica de enfermería; promoviendo la autonomía e identidad a la vez que hace visible el lenguaje de enfermería en su práctica profesional.

En el apartado de cuidado e interculturalidad, los autores; nos muestran como la interacción entre enfermera-paciente-familia, es y debe de ser de manera respetuosa, horizontal y sinérgica, donde se concibe que ningún grupo cultural está por encima del otro, favoreciendo en todo momento la integración y convivencia de las partes que participan en el proceso salud-enfermedad.

Esta obra pues, nos lleva al entendimiento de forma integral y multidisciplinaria del cuidado de enfermería al Adulto Mayor Hospitalizado en esta y otras poblaciones, los autores nos cautivan en cada aportación y nos ayudan a compaginarlas como un todo, para fortalecer y darle trascendencia al cuidado de enfermería.

Escribo lo anterior agregando además que al tratarse de extraordinarias profesionistas-investigadoras y seres humanos esta excelente obra nos incita a la reflexión y al conocimiento en la profesión de enfermería.

D.C. E. Ma. Cristina Ochoa Estrada.
Jefe de la División de Estudios de Posgrado de la Facultad de Enfermeria y Obstetricia de la Universidad Juarez del Estado de Durango.
Enfermera Especialista Jefe del Area Quirurgica en el Hospital General 450 de La Secretaria de Salud.
Durango, Dgo. México.

INTRODUCCIÓN

El cuidado surge cuando la existencia del "otro" adquiere importancia para mí, en consecuencia, me dispongo a participar de su existencia. El cuidado involucra actitud de desvelo, solicitud, atención hacia el "otro", y el cuidar es preocupación, inquietud, es involucrarse, una implicación afectiva con el "otro", cuya condición conmueve mi actitud y moviliza mi acción; cuidar también es pensar.[1]

El cuidado humano y el cuidar son vistos como el ideal moral de la enfermería, constituido por esfuerzos transpersonales del ser humano para el ser humano; ayudando a las personas a encontrar significado a la enfermedad, el sufrimiento y el dolor, así como a la existencia.[2]

La vida del ser humano necesita del cuidado desde su concepción hasta la muerte, y es en la etapa de la adultez donde la persona sufre enfermedades crónicas y degenerativas (enfermedades no trasmisibles) que afectan su independencia y autonomía requiriendo cuidados en el hogar y en otros casos en el hospital.[3] Sin embargo, las instituciones hospitalarias impregnadas del modelo biomédico y curativo, reduce lo humano a lo biológico alejando el trabajo de las enfermeras de su visión humanística y holística del cuidado.

En América latina y el Caribe de los aproximadamente 59 millones de adultos mayores (AM) en el 2010 aumentarán a casi 200 millones para el año 2050.[4] El Perú no es ajeno a esta realidad estudios realizados por el MINSA y CELADE estiman que para el año 2010, 2025 y 2050 las personas mayores de 65 años serán 10,63%, 12,4%, y 21,77% respectivamente.[5,6] Mientras, en el departamento de Cajamarca el envejecimiento poblacional es de manera lenta pero inexorable, se trata de un proceso presente en todas las provincias, aunque con diferentes grados de volumen e intensidad. En efecto, en el año 2015 hubieron 126, 681 adultos mayores, luego pasarán a ser 146, 154 en el 2020 y en el año 2025 habrán 170, 972 personas mayores de 60 años.[7]

Es interesante constatar que la población mayor de 65 años en el Perú se ubica mayoritariamente en Lima Metropolitana (31%), la sierra (36%) y la costa (24%), mientras que la selva solo concentra el 9% de los adultos mayores. Cajamarca es la región que concentra la mayor proporción del total de AM en situación de pobreza extrema (17,2%) seguida en segundo lugar por Puno (12,5%). El panorama empeora cuando se advierte que el 74% de las personas de 65 años no recibe ningún tipo de pensión, en el área urbana el 31,6 % viven con sus hijos y el 17.7% viven con sus nietos mientras que en el área rural las cifras son de 38,8% y 29,2% respectivamente.[8]

La oficina de Estadística y Epidemiología del Hospital II EsSalud Cajamarca a registrado en el 2016 un porcentaje de hospitalización de 50% de pacientes mayores de 60 años y el 10% por pacientes mayores de 85 años, las enfermedades más comunes fueron: enfermedades respiratorias (neumonías, EPOC, fibrosis) diabetes, enfermedad coronaria, enfermedad cerebrovascular, hipertensión arterial, cáncer, insuficiencia renal, entre otros, ocasionando mayor utilización de los servicios de salud, mayor costo de atención y mayor capacidad resolutiva en este establecimiento. Situación similar se da en los establecimientos del MINSA (Hospital Regional de Cajamarca) que es el principal prestador de salud al cual los adultos mayores acuden a través de la afiliación al Seguro Integral de Salud (SIS).[9] Asimismo, en Cajamarca no se cuenta con las especialidades médicas de Geriatría y Gerontología.

El proceso de hospitalización para el adulto mayor, puede suponer cierta desorientación, encontrándose algo perdidos en un ambiente que no es habitual para ellos, lo cual implica alteraciones no solo en el área biológica y física, sino también emocional, espiritual y social, el alejamiento de su familia le genera sensación de secuestro, soledad, depresión, angustia, incertidumbre, incapacidad para comprender acontecimientos lo cual se ve reflejado en su forma de actuar, en la manifestación de la necesidad de comunicarse, de ser escuchado, comprendido, valorado como ser humano y la obligatoriedad de vivir situaciones adversas. El 50% de personas mayores de 70 años son dependientes en por lo menos una o más actividades de la vida diaria (AVD), como tomar su medicación, vestirse, ir al baño, bañarse etc. y una de las grandes desventajas de la hospitalización es que al salir ya no son independientes (75%) y algunos otros requieren cuidados y apoyo permanentes (15%).[10]

Realidad comprendida porque la familia ha sido históricamente la institución central del cuidado de las personas; por lo tanto, los cambios que experimenta influyen decisivamente en la manera de cuidar a sus integrantes.[11] La familia sufre una crisis situacional se generan sentimientos y actitudes de angustia, desesperación, frustración, miedo, impotencia, agresividad y depresión. Tal situación se agrava aún más cuando la información brindada a la familia es insuficiente, inadecuada o incomprensible, en lugar de ser clara, precisa y entendida en su totalidad para generar tranquilidad en el familiar, además de su colaboración satisfactoria en el cuidado.[12] Cabe mencionar que en la familia ocurre más del 70% del cuidado de la salud de las personas, lo que, convierte a la familia en un agente efectivo de cuidado.[13]

Al respecto, en el Hospital II EsSalud Cajamarca se puede observar adultos mayores hospitalizados, algunos de ellos en compañía de un cuidador familiar, quienes están preocupados y continuamente abordando a la enfermera para interrogarle sobre el estado de salud del paciente. Dicho cuidador manifiesta mensajes como: "que se quede unos días más, en casa yo no sé cómo atenderlo", "quiero pedirle al doctor que todavía no le dé alta", "acá veo que está mejorando en casa le dábamos hierbitas y nada mejoraba". También son de ayuda para la movilización, cambio de pañal, permeabilidad del suero, resultados de análisis, alimentación, dolor, fiebre, entre otras actividades.

Desde el año 2015 el Seguro Social de Salud (EsSalud) ha promovido como atención de salud "La Cruzada de Humanización" y dentro de esta medida lanzó la campaña "Familiar Acompañante" con el lema: "El amor familiar alivia cualquier mal", el objetivo fue beneficiar a 400,000 pacientes dependientes y vulnerables, para promover el valor y la importancia de la compañía y del cuidado quienes, permanentemente, tendrán la compañía de sus familiares o cuidadores primarios; en los servicios de hospitalización, consultorios externos, entre otros. Esto es un logro para mejorar la calidad de cuidado, por ello se debe fortalecer y considerar una oportunidad para el desarrollo de enfermería.[14]

Sin embargo, es común escuchar solicitudes de atención y reclamo a sus necesidades de salud de parte de los pacientes, con frases como: "cuando llamo a la enfermera me dice espere un momento", "yo ya no puedo valerme solo, necesito ayuda de las enfermeras", "acá en el hospital me hincan por todos los lados, estoy cansado de todo"; por otro lado la familia refiere: "no me dan información sobre cómo pasó la noche, mi papá no entiende bien lo que le dicen, a veces no escucha", "cuando le dan de alta no me explican los cuidados que debo tener con mi mamá y si lo hacen no entiendo porque siempre están apuradas", "cuando no podemos quedarnos por la noche tenemos mucho miedo que se pueda caer cuando va al baño". También se escuchan comentarios positivos tanto de pacientes como de familiares: "gracias señorita por todo veo mejor a mi mamá", "las enfermeras me atendieron bien", "yo no me puedo quejar gracias por todo son muy amables". Aunque algunas enfermeras manifiestan lo siguiente: "nos esforzamos mucho por cuidarlos y a veces es en vano", "el abuelo llama a cada rato es muy chochito", "está muy delicado y está solo no hay su familiar".

El cuidar/cuidado de la enfermera en el ambiente hospitalario muchas veces puede parecer invisible, pero se torna visible cuando se brinda al familiar acompañante: comodidad y confort, un ambiente de solidaridad, relación de cercanía, confianza e intimidad.[15]

Es así que el cuidado al adulto mayor se vuelve más armonioso y genera en la enfermera satisfacción, desarrollo personal y profesional; el adulto mayor se siente más tranquilo porque sabe que está bajo el cuidado de profesionales competentes, y en él familiar se genera confianza y seguridad al comprender el trabajo de la enfermera para el cuidado de salud del ser querido. Por lo tanto, las enfermeras que laboran en los diferentes servicios de hospitalización donde estén las personas mayores tienen la responsabilidad de brindar cuidados efectivos, satisfactorios y coherentes con su cultura.

Ante esta situación problemática, emergieron cuestionamientos: ¿Cómo es el cuidado a la persona adulta mayor hospitalizada?, ¿Cómo es brindado este cuidado?, ¿Será que solo la enfermera se tiene que dedicar a la administración de medicamentos, control de funciones vitales y coordinación de procedimientos?, ¿Será importante capacitar al familiar para el cuidado de apoyo cuando el adulto mayor se hospitaliza?, ¿Será necesario que el profesional de enfermería se capacite de acuerdo a los cambios epidemiológicos del país para el cuidado del adulto mayor?, ¿Qué estrategias viene planteándose las enfermeras para mejorar el cuidado del adulto mayor hospitalizado?, ¿Se debe incluir al cuidador familiar en las acciones de cuidado hospitalario?, ¿Es necesario un programa de educación al cuidador familiar para cuidados en el hogar del adulto mayor?.

Reflexiones que conllevaron a formular el siguiente interrogante: ¿Cómo es el cuidado de enfermería al adulto mayor hospitalizado en el servicio de medicina del hospital II EsSalud -Cajamarca, 2015? Ofreciendo como objeto de investigación: El Cuidado de enfermería a la persona adulta mayor hospitalizada. Y como objetivos: 1) Identificar, analizar y discutir el cuidado de enfermería a la persona adulta mayor hospitalizada en el servicio de Medicina del Hospital II EsSalud Cajamarca, 2015; 2) Analizar y comprender la participación del familiar/cuidador en el cuidado hospitalario al adulto mayor en el servicio de medicina del hospital II EsSalud - Cajamarca.

Un punto importante a considerar abre horizontes para el futuro próximo donde las evidencias estadísticas señalan que habrá un crecimiento sostenido del grupo de personas mayores de 60 años en todos los países de América latina, razón por la cual los cuidados en el hogar y hospital serán imperativos, las familias, las instituciones y profesionales de salud tienen que ir reconceptualizando los servicios prestados a este grupo etario.

Tras estas reflexiones científicas, vemos que el envejecimiento poblacional está catalogado como un problema de salud pública y es enfermería quien asume el cuidado de los adultos mayores hospitalizados; quienes tienen sus propias, creencias, saberes, costumbres y prácticas de cuidados de salud, algunas rescatables, pero poco conocidas y valorados por la enfermera que muchas veces causa conflictos con sus saberes científicos y tecnológicos. Por ello se debe abordar el cuidar/cuidado de enfermería teniendo en cuenta la diversidad cultural en el cuidado de la salud del adulto mayor; siendo la clave para adecuar las practicas sanitarias a las necesidades culturales de la sociedad actual, enfocados a realizar cuidados humanos e integrales individuales y colectivos necesarios; con el fin de lograr un cambio positivo en la imagen de la disciplina de enfermería. Igualmente, esta investigación estimulará a desarrollar nuevas investigaciones rescatando la cultura en el cuidado de la salud del adulto mayor en otras regiones del Perú.

CAPÍTULO I. REFERENCIAL TEÓRICO CONCEPTUAL

Posterior a la revisión del estado del arte del estudio propuesto encontramos una diversidad de estudios orientados a la persona adulta mayor, registrando sólo aquellos estudios relevantes para comprender el objeto de estudio:

La investigación realizada en México, por: Moreno, Landeros, Jiménez, Vera, y Ojeda[16], titulada: *"El proceso intercultural en el cuidado de la persona adulta mayor, 2011"* persiguió como objetivo: reconocer la importancia de aplicar el proceso interculturalidad en el cuidado del adulto mayor los resultados fueron: Descubrir una cultura diferente de la propia implica una reflexión y un desafío sobre los valores éticos de una cultura y no imponer los propios pretendiendo que son mejores. Escuchar atentamente las explicaciones e interpretaciones de las personas, sobre que hacen, porque lo hacen y porque creen en sus prácticas de cuidado, conducirá a mantener relaciones positivas y nos orientará hacia una actitud de respeto por el otro u otra. Reconocer la dimensión cultural constituida por los colectivos y las personas adultas mayores, provee elementos para pasar de la atención puramente con fines instrumentales, al cuidado de interacción, como una mano que protege acompaña y propicia el desarrollo de la autonomía, reconociendo lo común en la diversidad y la diversidad de lo común.

El estudio de Cóndor[17], denominada *"Comunicación no verbal en el cuidado enfermero desde la percepción del adulto mayor del servicio de Medicina - Hospital José Soto Cadenillas - Chota - 2014"*, prescribió como objetivo: Describir y analizar la comunicación no verbal en el cuidado de enfermería desde la percepción del paciente adulto mayor. Estableciendo que la comunicación no verbal como elemento de cuidado enfermero/adulto mayor enrolan: alegría, cariño, respeto. Aspectos valorados por el adulto mayor por el trato recibido cuando el cuidador no levanta la voz, promueve tranquilidad, no se sienten solos, les hace reír, asegurando que las enfermeras/os están junto a ellos; les brindan amor, cuando los llaman por su nombre, los llevan en brazos al baño, cuando acuden a su llamado, arreglan su cama, o les alcanzan agua para que se aseen por la mañana.

Zapata[18] con su investigación sobre *"Percepción del paciente adulto mayor sobre el cuidado que recibe de la enfermera en el servicio de Geriatría del Hospital Almenara- 2013"* cuyo objetivo fue: Determinar la percepción del paciente adulto mayor sobre el cuidado que recibe de la enfermera (o) en el servicio de Geriatría del HNGAI, los hallazgos fueron: La percepción general del paciente adulto mayor sobre el cuidado que recibe de la enfermera(o) en el servicio de geriatría del HNGAI es medianamente favorable 63%, en la dimensión biológica 47%, la dimensión sociocultural 48% y la dimensión espiritual 48%, sin embargo en la dimensión emocional, los adultos mayores perciben el cuidado como desfavorable 62%. En este estudio se resalta que las enfermeras dedican su cuidado a satisfacer las necesidades derivadas de la patología mas no cuidan del AM como un ser integral descuidando el aspecto psicoemocional.

A través de las revisiones anteriores, razonamos como el vacío del cuidado intercultural dirigido a los adultos mayores hospitalizados resulta evidente, recordándonos la necesidad de ahondar en la interculturalidad no sólo por lo que se nos avecina en el futuro, sino por amor a los enfermos y por la ciencia enfermero que cada día debe crecer y aportar en bien de la humanidad, con ello pasaremos a describir los aportes de Leninger, Watson y Waldow y otros en el afán de descubrir lo que encierra el cuidado y la interculturalidad y en Bermejo para el concepto de calor humano

El cuidado permitió a la especie humana vivir y sobrevivir bajo las más adversas condiciones ambientales, sociales, económicas y políticas. Teóricas de enfermería como Leininger en su teoría de diversidad y universalidad, describe que las personas no se pueden separar de su procedencia cultural y de la estructura social, de su concepción del mundo, de su trayectoria vital y de su entorno; además, considera que hay cuidados que se practican en todas las culturas y tiene rasgos muy parecidos, pero a la vez hay cuidados diversos de acuerdo a sus creencias y costumbres para mantener el estado de salud y bienestar de las personas, incluyendo así sus valores, creencias y modos de vida que son aprendidos y transmitidos de forma continua.[19]

Cultura y cuidado es un complejo dinámico de conocimientos, creencias costumbres y prácticas que se construyen en la relación con otros, se aprenden y transfieren de generación en generación.[20] El programa de las Naciones Unidas para el desarrollo (PNUD) define la interculturalidad como un: "Proceso dinámico y permanente de relación, comunicación y aprendizaje entre culturas en condiciones de respeto, legitimidad mutua, simetría e igualdad. Un intercambio que se construye entre personas, conocimientos, saberes y prácticas culturalmente distintas, buscando desarrollar un nuevo sentido de convivencia de estas en su diferencia".[21] En el campo de la salud y específicamente en la atención en los servicios de salud la interculturalidad es: "la capacidad de moverse equilibradamente entre conocimientos, creencias y prácticas culturales diferentes respecto a la salud y la enfermedad, la vida y la muerte, el cuerpo biológico, social y relacional; percepciones que a veces pueden ser incluso hasta contrapuestas. Y en el plano operacional se entiende la interculturalidad como potenciar lo común entre el sistema médico occidental y el sistema médico indígena, respetando y manteniendo la diversidad". [22]

Para las investigadoras la interculturalidad a pesar de ser un término relativamente nuevo, su epistemología involucra querer a las personas como son, por derecho universal, con respeto deontológico en sus creencias, costumbres, hábitos formas de pensar y de actuar siempre metidos en sus preocupaciones, aspecto que requiere una mayor investigación para afirmar categóricamente que brindamos cuidado integral.

Watson en su *"Teoría Del Cuidado Humano"*, tiene una visión más humanística del cuidado de enfermería considera que el cuidar debe fundamentarse en un conjunto de valores humanos universales: amabilidad, afecto y amor a sí mismo, y a los otros. Es para la enfermera su razón moral, no es un procedimiento o una acción, el cuidar es un proceso interconectado, intersubjetivo, de sensaciones compartidas entre la enfermera y el paciente. El cuidado humano debe basarse en la reciprocidad y debe tener una calidad única y auténtica.[23] Las investigadoras infieren que hoy en día debe prevalecer el cuidado humano, porque todas las personas reclaman ser bien tratadas y cuidadas con evidente optimismo humano, lo cual implica poner énfasis en todas las dimensiones del adulto mayor durante la hospitalización, no solo enfocados en cuidados procedimentales, técnicos y administrativos, sino saber proporcionar afecto, cariño, respeto y amor como ingredientes del calor humano, sin omitir lo que trae consigo : su propia cultura.

También, el cuidado es un fenómeno existencial, relacional y contextual. Es existencial porque forma parte del ser, en realidad es lo que confiere la condición de humanidad a este ser, lo diferencia como un ser "humano" dotado de racionalidad, cognición, intuición y espiritualidad, es decir posee sensibilidad y sentimientos. Relacional porque sólo ocurre en relación a otro, en la coexistencia con los otros seres, en la convivencia. Contextual porque asume variaciones, intensidades, diferencias en sus maneras y expresiones de cuidar a su medio, al contexto en que se presenta y desenvuelve. Desarrolla acciones, actitudes y comportamientos realizados para promover, mantener o recuperar la dignidad y totalidad humana; esa dignidad y totalidad engloba sentido de integridad y la plenitud física, social, emocional, espiritual e intelectual en las fases de vivir o morir.[24,25]

Con este concepto se deduce que el cuidado es un proceso interactivo entre cuidadora y ser cuidado, entre enfermera y adulto mayor, la enfermería tiene un papel activo a través de acciones y comportamientos de cuidado, y el paciente tiene un papel más pasivo sin que esto signifique que es un cuidado vertical, impositivo o autoritario, y en función de su situación puede ser dependiente temporalmente.

La enfermedad limitante en el adulto mayor ocasiona crisis, produciéndole sufrimiento, porque le desencadena un conjunto de sentimientos; la primera expectativa del ayudado conlleva a sentirse acogido en los sentimientos, y es a través del calor humano y la aceptación incondicional de la experiencia individual de cada uno, que logran comunicar cada vez más sus miedos, sus deseos, sus preocupaciones y sus esperanzas y están más dispuestos a entablar una conversación más abierta.[26]

Las investigadoras consideran apremiante brindar cuidado con calor humano en el cuidado de la salud del adulto mayor, practicando algunos mediadores interculturales como la comunicación verbal (traducir las palabras) y no verbal como: gestos, tocarles, silencios, titos, movimientos corporales, escuchar, etc., claves para sentirse acogidos y comprendidos en el sufrimiento ocasionado por la enfermedad.

Igualmente consideran que el cuidado al adulto mayor está reconceptualizándose. Hoy en día esta población va en incremento y en los hospitales la demanda de los servicios de salud por este grupo etario exige tener mayor conocimiento, fundamentación científica, y humanidad en todos los aspectos del cuidado; sin dejar de lado la diversidad de saberes y prácticas de cuidado de la salud que tiene los adultos mayores y sus familias, impregnadas en la vivencia interior y que a través de generaciones se van transmitiendo.

No es difícil descubrir como el envejecimiento es inherente a toda persona humana, no sólo por el deterioro de la corporalidad sino también porque la actividad física se hace lenta, y entonces se presentan una serie de cambios físicos y psicosociales. La persona que envejece debe enfrentar condiciones cambiantes, tanto de su propio organismo como del medio social en el que vive.[27]

La vejez es una enfermedad extraña; se la cuida para hacerla durar". En el proceso de esta enfermedad, de esta etapa del ciclo vital, posiblemente una de las decisiones más difíciles en el ser humano está en diferenciar entre lo que puede y quisiera hacer con su vida y en elegir el camino hacia donde desea orientar sus últimos días.[28]

El proceso de envejecimiento está condicionado por cambios a tres niveles:[29] cambios biológicos, cambios sociales y cambios psicológicos. Dentro de los **cambios biológicos** el ser humano evoluciona en su interior de una forma diferente a la evolución de su aspecto biológico por lo tanto la etapa y el proceso de envejecimiento no debe verse como una etapa final sino como una etapa de maduración y de evolución del ser humano. En cuanto a los **cambios sociales,** desde el fin de la madurez, el individuo sufre una confrontación entre sus realizaciones existenciales y sus proyectos ideales. Esta confrontación está precipitada por la aparición de algunos momentos críticos como el desplazamiento social y la jubilación: una de las crisis, consiste en la pérdida del papel social y familiar que representa la jubilación. Ello supone a menudo, junto a la pérdida de índole económica, la privación de status social y prestigio.

Los **cambios psicológicos** el adulto mayor es una persona que experimenta un conjunto de cambios psicológicos, entre los que tenemos: sentimientos como temor, hostilidad, inseguridad, desasosiego, ansiedad o depresión. Pero es sobre todo el temor al abandono y a la dependencia aquello que los aflige.[30] En este contexto es fácil comprender sus problemas de adaptación a nuevos ambientes, y más considerando la diversidad cultural de nuestro país, las actitudes de la población respecto al envejecimiento de sus individuos y las de los propios médicos y personal de salud.

En este sentido, la Organización Panamericana de la Salud (OPS)[31] a partir del año 1996, clasifica bajo el término de "Personas Adultas Mayores" (PAM) a aquellas que tienen 60 o más años de edad, tomando este punto de corte en razón de la esperanza de vida de la población en la región y las condiciones en las que se presenta el envejecimiento.

Para las investigadoras, el envejecimiento es una etapa de la vida donde la persona ha adquirido una rica experiencia muy útiles en muchos aspectos que no necesariamente puede ir acompañada de enfermedad o dependencia para sus actividades de la vida diaria (AVD) sino que esta afecta a la persona dependiendo de la situación y el contexto cultural y social en que se encuentre; vemos que en Cajamarca la PAM es un ser muy activo tanto el que vive en zona rural como urbana se dedican algunas actividades domésticas: crianza de animales domésticos, comercio de verduras que cultivan ellos mismos, leñadores, etc. frecuentemente se les escucha decir que si no hacen nada en casa "duele mis rodillas" se "endurece mi cuerpo".

Durante el envejecimiento la familia es el recurso más grande y apremiante, algunos autores afirman que el AM se refugia en su familia en lugar de separarse de ella, ya que les ayuda a hacer frente a muchas necesidades sociales, emocionales, económicas y de salud con las que se encuentra el ser humano en la vejez. También la capacidad de la familia de demostrar emociones, permite establecer una relación de empatía, compresión y aceptación dentro de ella, facilitando al adulto mayor su adaptación y aceptación a las declinaciones propias de la edad o enfermedad, asegurando su integración social, fortaleciendo su autoestima y disminuyendo su vulnerabilidad.[32]

Dentro de la sociedad, la familia como unidad auto-organizativa, ha tenido o tiene un papel básico y fundamental en las funciones de protección, cuidado colectivo y atención de sus miembros. Existen sentimientos de solidaridad, amor, respeto, comunicación, comprensión, reciprocidad e integración que se manifiestan en el compartir responsabilidades, ofrecer retribuciones y ayuda mutua como parte de las obligaciones familiares. También funciona como agente socializador y es responsable de la adquisición del sentido de identidad, ciudadanía y equilibrio emocional fundamentales para el desarrollo del ser humano.[33]

Ahora bien con el adulto mayor cajamarquino, vemos reflejado una realidad llena de barreras y necesidades, no disponen de ingresos de pensiones o jubilaciones, o son absolutamente insuficientes, tampoco cuentan con un empleo renumerado, sobre todo en las zonas rurales lo que agrava su vulnerabilidad económica y social. El adulto mayor continúa trabajando pasados los 65 años de edad y en su mayoría pertenecen al ámbito rural se desempeñan como agricultores, ganaderos y silvicultores[7]; estas actividades lo realizan sin recibir salario.

Esta situación de pobreza del adulto mayor de la sierra del Perú se debe a las desigualdades que tuvieron en el acceso a la educación, así el 24.4 % registra no haber alcanzado ningún nivel educativo, la mayoría de adultos mayores son jefes de hogar situación similar para el área rural como urbana. No podemos dejar de mencionar que algunos adultos mayores de 65 años son beneficiarios del programa "Pensión 65" creado en el año 2011, por lo cual reciben un pago bimestral de S/.250, nuevos soles; la verificación de supervivencia de estos beneficiarios se hace en coordinación con las municipalidades u otras entidades, el 70% de adulto mayor del área rural cuenta con

SIS, por otro lado, EsSalud brinda servicios específicos como centro del adulto mayor y Programa de Atención Domiciliaria para los asegurados.[8]

Cuando el adulto mayor sufre una enfermedad el cuidado de su salud se da en primera instancia en su hogar a través de sus saberes y conocimientos caseros de cura de sus enfermedades, ellos relacionan la sintomatología con fenómenos de la naturaleza como: susto, mal aire, chuchaque (dolor de cabeza y/o estómago), empacho (estreñimiento), entre otros, y cuando ya ven que empeora su salud recién acuden al médico o al hospital.

En nuestro país las políticas de salud y de protección social son insuficientes para mejorar la calidad de vida del adulto mayor, en este sentido vive el proceso de salud/enfermedad en su hogar donde se siente en confianza, seguro y cómodo con sus seres queridos, pero cuando es hospitalizado él y su familia ingresan en un lugar donde pierden el control de la situación donde el médico y la enfermera son responsables del paciente.

La salud en las personas adultas mayores, depende no sólo de la presencia o ausencia de la enfermedad, sino también de la capacidad del sujeto para adaptarse a cualquier eventualidad que pueda ocurrir. Una eventualidad es el ingreso del adulto mayor a la hospitalización que implica un cambio brusco y radical donde tiene la necesidad de ser cuidado fuera del espacio familiar, y se ve alterada su autonomía e independencia en el cuidado de uno mismo, pero no todas las enfermedades anulan o disminuyen su capacidad funcional o capacidad de decisión; es por ello que deben ser respetados y consultados en sus deseos y decisiones. Además, es aquí donde el adulto mayor necesita sentirse apoyado, comprendido, atendido, cuidado con la misma intensidad de lo recibido en el hogar, siendo muy importante conocer no solo las necesidades que se presentan por la enfermedad, sino también conocer el ámbito familiar que tiene, y trabajar coordinadamente y complementariamente en la satisfacción de estas necesidades.

CAPÍTULO II. CAMINO METODOLÓGICO

2.1. Tipo de investigación

Usamos la investigación cualitativa, que es un proceso de descubrimiento, con la cual se puede identificar y conocer más a profundidad un fenómeno.[34] La misma que busca lograr una descripción holística, ya que intenta analizar exhaustivamente, con sumo detalle, un asunto o actividad en particular.[35] Permitiendo identificar, analizar y discutir el cuidado de enfermería a la persona adulta mayor hospitalizada, y a la vez analizar y comprender la participación del familiar cuidador en el cuidado hospitalario.

Con ello, se realizaron descripciones detalladas de situaciones, eventos, costumbres, prácticas y comportamientos del adulto mayor y su familiar cuidador relacionada al fenómeno del cuidado. Se incorporó las expresiones de los participantes del estudio, sus experiencias, actitudes, creencias, pensamientos y reflexiones, tal como los expresaron.

Dicho esto, se describieron las entrevistas dirigidas a los adultos mayores, enfermeras y familiares, cómo se desarrolla el cuidado ofrecido, en qué momentos, espacios, relaciones, de qué manera se da, cuál es el actuar de la enfermera, y cómo los familiares y el adulto mayor hospitalizado en el servicio de medicina perciben ese cuidado, en un contexto de dependencia, sufrimiento, dolor, soledad, prácticas culturales, y a veces muerte.

2.2. Abordaje metodológico

Utilizamos el estudio de caso, examen detallado de un caso con características únicas, dentro de un contexto real, utilizando múltiples fuentes.[36] Es una metodología que permite trabajar temas sociales reales, concretos y existentes y, partiendo de ellos poder construir visiones generales, conceptos sociales y dotarse de instrumentos metodológicos para acercarse con rigor a otros casos, donde se evidencio el cuidado de enfermería a los adultos mayores hospitalizados.

El estudio de caso posee principios descritos a continuación: [37]

Dirigirse al descubrimiento. A pesar de que se parte de unos supuestos teóricos iniciales, procuramos estar constantemente atentos a nuevos elementos que puedan añadirse a medida que el estudio avanzaba. Esta característica se fundamenta en que el conocimiento no es algo acabado, es una construcción que se hace y se rehace constantemente. Con ello, el cuadro teórico inicial de esta investigación sirvió de estructura base, dado en la medida que la investigación va progresando se fue añadiendo nuevos aspectos teóricos que fundamentan la investigación, permitiendo la incorporación de nuevos conceptos en el desarrollo del estudio.

Los estudios de caso enfatizan la interacción en el contexto; para una comprensión más completa del objeto, es preciso tener en cuenta el contexto en que se sitúa. Así para comprender mejor la manifestación general de un problema, las acciones, las percepciones, los comportamientos y las interacciones de las personas participantes deben estar relacionados a la situación específica donde ocurren o a la problemática determinada incluída. En este sentido fue relevante para la investigación considerar por ejemplo el entorno sociocultural en el que se encuentran las personas en estudio, para una mejor comprensión de los discursos relacionados con la cultura que poseen las personas adultas mayores de Cajamarca.

Los estudios de caso usan variedad de información. Recolectados en diferentes momentos, en situaciones variadas y con una variedad de informantes. La diversa información de la investigación fue obtenida de diversas fuentes y realizada en diferentes circunstancias y situaciones, en las que hubo la oportunidad de interactuar con el entorno de estas personas, permitiendo corroborar los datos obtenidos a través de las entrevistas aplicadas a los sujetos de estudio.

Buscan retratar la realidad en forma compleja y profunda. Procuramos revelar la multiplicidad de dimensiones presentes en una determinada situación o problema enfocándolo como un todo. Este tipo de abordaje enfatiza la complejidad natural de las situaciones, evidenciando las interrelaciones entre sus componentes. Para ello, fue necesario relacionar y analizar el cuidado que brinda la enfermera, cómo lo recibe el adulto mayor y cómo lo percibe la familia o cuidador del adulto mayor.

Revelan experiencias secundarias pero importantes y permiten generalizaciones naturales. Procuramos relatar experiencias durante el estudio de modo que el lector pueda hacer sus generalizaciones naturales, con lo cual se realizaron descripciones detalladas en la redacción del informe, de aquellas situaciones encontradas.

Pretenden representar los diferentes y a veces conflictivos puntos de vista presentes en una situación social. Cuando el objeto o situación estudiada suscito opiniones diferentes, procuramos extraer para el estudio opiniones divergentes revelando incluso el propio punto de vista sobre la situación. Permitiendo a los usuarios extraer conclusiones sobre los aspectos contradictorios. Se analizaron los diferentes puntos de vista, que evidencian las diferentes contradicciones de las personas en estudio.

Los relatos del estudio de caso utilizan un lenguaje y una forma más accesible en relación a otros asistentes de investigación. Para dar a conocer la investigación, se utilizó el relato por escrito que fue narrado a través de un lenguaje sencillo y coherente, describiendo y explicando la información obtenida para un mejor entendimiento del sujeto de estudio y su realidad de manera que favorezca una mejor comprensión de los relatos descritos.

Por otro lado, el estudio de caso paso por tres fases: la primera abierta o exploratoria, la segunda más sistemática en término de recolección de datos y la tercera análisis e interpretación de datos y la elaboración del informe como ellos mismos, enfatizan esas fases, se sobreponen en diferentes momentos, siendo difícil precisar el límite que las separa.[37]

- **Fase exploratoria o abierta:** el estudio de caso comenzó con un plan muy incipiente, que fue delimitándose claramente a medida que el estudio se desarrollaba, también hubieron puntos críticos, abandonados en la medida que fueron irrelevantes para la situación estudiada. Puntos críticos que tuvieron su origen en la pertinencia de la literatura, surgidos de un contacto inicial con la documentación existente o con las personas relacionadas al estudio, así como derivadas de especulaciones basadas en la experiencia personal de los investigadores.

Dentro de esta óptica, en el Hospital II Essalud - Cajamarca, se establecieron los contactos iniciales para localizar a los informantes y fuentes de datos necesarios para el estudio. Esta fase permitió describir la situación problemática, planteándose preguntas orientadoras que luego fueron reformuladas teniendo como base la literatura relacionada con el tema, con la finalidad de describir el objeto de estudio, lo cual se dio a medida que se desarrolló la investigación.

- **La segunda fase sistemática o delimitación del estudio:** implica que después de identificar los elementos claves y los límites aproximados del problema, las investigadoras recolectaron sistemáticamente las informaciones, utilizando instrumentos como la entrevista a profundidad, para conocer el cuidado. La importancia de determinar los focos de investigación y de determinar los límites del estudio es consecuencia del hecho que nunca es posible explorar todos los ángulos del fenómeno en un tiempo razonablemente limitado. En esta fase se establecieron criterios de selección de los participantes en la muestra de estudio para el logro de los objetivos planteados. A la vez se aplicó la entrevista a profundidad que fue grabada, previo consentimiento informado a los adultos mayores, enfermera y familiar cuidador, eligiéndose esta técnica porque permitió registrar los datos de forma completa. Antes de proceder a recolectar los datos se consideraron los límites del estudio.

- **El análisis sistemático y la elaboración del informe:** aquí surge la necesidad de unir, analizar la relevancia y tornarla disponible a los informantes para que manifiesten sus reacciones sobre la relevancia e importancia de lo que se relata. Estos "borradores" de relatoría se presentaron a los interesados por escrito y a partir de los datos encontrados se llevó a cabo el análisis de contenido.

2.3. Sujetos de la investigación

Participaron en la investigación 20 personas: cinco enfermeras, seis familiares/cuidadores y nueve adultos mayores hospitalizados en el servicio de medicina del Hospital II EsSalud – Cajamarca. La muestra estuvo determinada por la técnica de saturación y redundancia, es decir cuando los datos fueron repetitivos y los sujetos no revelaron nuevos aportes.

El adulto mayor fue varón o mujer mayor de 60 años, lúcidos y orientados en tiempo espacio y persona, hospitalizados por un periodo promedio de 4 días, no tenían dificultad para comunicarse. Las enfermeras tuvieron como mínimo tres meses en el servicio de medicina interna, sus edades fluctuaron entre 27 a 55 años, el tiempo de ejercicio profesional fue como mínimo de 4 años y el máximo de 30 años, solo una de ellas poseía maestría, todas eran casadas, tenían hijos, el 50% procedían de la costa, y el resto fueron oriundas de Cajamarca. Los familiares cuidadores tenían en promedio 50 años, el 80% eran mujeres, fueron esposas o hijas, acompañaban al adulto mayor en el servicio de medicina, no tuvieron alteraciones mentales, ni dificultades para la comunicación.

Para guardar la confidencialidad de los participantes, se asignaron seudónimos. Para identificar a los adultos mayores se usó nombre de flores: gladiolo, geranio, rosa, azucena, margarita, clavel, peruanita, hortensia, girasol; las enfermeras fueron identificadas mediante aves: canario, gorrión, golondrina, gaviota, ruiseñor; y los familiares cuidadores de los adultos mayores se les identifico mediante virtudes: honestidad, solidaridad, verdad, paz, amistad, generosidad.

2.4. Escenario

El escenario de la presente investigación fue el servicio de medicina del Hospital II EsSalud, el mismo que consta de 6 ambientes de hospitalización con sus respectivos servicios higiénicos y con 4 camas, 5 habitaciones destinadas a pacientes adultos y adultos mayores con diversas enfermedades Diabetes mellitus, Hipertensión arterial,

EPOC, ICC, y un ambiente destinado para pacientes pediátricos con 4 cunas o camas, también se cuenta con un tópico y un estar de enfermería. En este servicio trabajan 6 enfermeras en turnos rotativos con 20 pacientes adultos hospitalizados y también se encargan de los pacientes pediátricos.

2.5. Técnicas e instrumentos de recolección de datos

Usamos la "entrevista abierta a profundidad", para lo cual fue necesario visitar varias veces a los sujetos de estudio. Las entrevistas se aplicaron a los adultos mayores, enfermeras y familiar cuidador; las mismas que permitieron una comunicación abierta a fin de obtener respuestas a las interrogantes planteadas. La prueba piloto se realizó en el servicio de medicina del Hospital Regional de Cajamarca, debido a que en este nosocomio se encuentran muchos adultos mayores hospitalizados, enfermeras que laboran y familiares o cuidadores de la persona adulta mayor. Todas estas personas no formaron parte de esta investigación, lo que permitió de acuerdo a los resultados modificar, anular o incrementar algunas preguntas para su mejor comprensión.

2.6. Procedimiento

En primer lugar, se solicitó permiso al director del Hospital II Essalud Cajamarca, y luego al jefe y jefa de enfermeras del servicio de Medicina de dicho hospital. Después de obtener la autorización y los permisos respectivos para ejecutar la presente investigación, se estableció el primer contacto con los sujetos de estudios (adulto mayor, familiar cuidador, enfermera) a quienes se informó sobre los objetivos de la investigación; ellos accedieron a participar de manera voluntaria previa firma del consentimiento informado. Posteriormente se aplicó la entrevista abierta a profundidad a cada sujeto de estudio: adultos mayores, enfermeras y familiar cuidador; dichas entrevistas se realizaron en la jefatura de enfermería, por ser un lugar libre de distractores, en el caso de los pacientes se realizó en su unidad, para evitar desplazarlos, procurando que estuvieran solos, para evadir interrupciones o distractores, promoviendo un trato amable y la confianza necesaria para tener libre acceso y luego regresar a verificar los datos y si la interpretación ejecutada fue correcta. Posterior a la recolección se procedió al tratamiento de datos para elaborar el informe final de la investigación.

2.7. Análisis de datos

La recolección de la información permitió analizar los datos obtenidos a través del análisis de contenido, caracterizada por ser un conjunto de técnicas de análisis de las comunicaciones que busca la obtención de indicadores cuantitativos y cualitativos de descripción del contenido de los mensajes (discursos), a través del empleo de procedimientos sistemáticos y objetivos, permitiendo la inferencia de conocimientos relativos a las condiciones de reproducción y recepción de estos mensajes. Este análisis tuvo tres etapas bien definidas, descritas a continuación: [38]

A.- Pre análisis: Caracterizada por la organización del material a analizar en la que diseñamos y definimos los ejes del plan que permitieron examinar los datos y realizar efectivamente el análisis. Aquí se revisaron las grabaciones que contenían las entrevistas hechas al adulto mayor, familiar cuidador y enfermera, las cuales fueron transcritas palabra por palabra, prestando atención tanto al contenido de la conversación como al tono de voz. En esta etapa se escuchó una y otra vez las entrevistas grabadas para poder transcribirlas con precisión. Con ello hubo un "sumergirse" mentalmente, en la realidad ahí expresada, revisar los relatos escritos y oír las grabaciones repetidamente, primero con la actitud de revivir la realidad en una situación concreta, y después, con la actitud de reflexionar acerca de la situación vivida para comprender lo que pasa. Se hizo varias lecturas y relecturas, se demarcó y destacó la importancia del conjunto de elementos dentro del universo de documentos de análisis con la revisión exhaustiva de material bibliográfico.

B.- La codificación. Proceso a través del cual se fragmentan los datos en función de su significación para con las preguntas y objetivos de investigación. Implicó un trabajo inicial para preparar la materia prima que luego fue abstraída e interpretada. La codificación permitió condensar los datos en unidades analizables. Estableciendo códigos, mediante la identificación de palabras, frases o párrafos que se consideraron tuvieran una significación destacable en relación a los objetivos de este estudio.

C.- La categorización. Consistió en la segmentación de elementos singulares, o unidades relevantes y significativas desde el interés investigativo. Para ello establecimos unidades de registro, es decir, estableciendo una unidad de sentido en un texto registrado por algún medio (usualmente grabado), por lo tanto, es textual y a la vez conceptual. Agrupando las unidades seleccionadas por similitud en cuanto a su significado, estableciendo conexiones entre las mismas contrastando los hallazgos con la literatura científica. Luego reordenar las categorías y subcategorías, según criterio de semejanza y analogías. Posteriormente analizamos e interpretamos los resultados con artículos científicos, para luego elaborar las consideraciones finales y recomendaciones.

2.8. Criterios éticos

En la presente investigación se emplearon los siguientes criterios éticos.[39]

El principio del valor fundamental de la vida humana y el respeto a su dignidad: en la investigación consideramos a los sujetos de estudio como seres humanos en su totalidad, pues no fueron sometidos a situaciones que le representen algún tipo de sufrimiento o daño emocional, social y físico, ya que solo se les hizo entrevistas, utilizando seudónimos para su identificación en la información recolectada, respetando sus discursos sin cambiar su sentido y solo buscando la verdad del objeto de estudio.

Principio de libertad y responsabilidad: los sujetos de estudio fueron libres de elegir si deseaban o no participar de la presente investigación; para ello, brindaron su autorización mediante el consentimiento informado, tuvieron conocimiento que si lo creían conveniente, podían retirarse en cualquier momento sin repercusiones a sus persona. Por su parte las investigadoras se ceñían a lo estipulado en la aprobación del proyecto inicial sin cambiar los resultados a su libre albedrío, con la responsabilidad de buscar la verdad hasta encontarla.

Principio de socialización y subsidiariedad: se tuvo una escucha activa y una relación empática con los sujetos de la investigación, además se educó a los familiares sobre los cuidados al adulto mayor en el hogar.

2.9. Criterios de Rigor Científico

Se hicieron uso de los siguientes criterios de rigor científico:[40]

Credibilidad: Logrado cuando las investigadoras, a través de observaciones y conversaciones prolongadas con los participantes en el estudio, recolectaron información que produjeron hallazgos reconocidos por los informantes como una verdadera aproximación sobre lo que ellos piensan y sienten. La credibilidad está referida a como los resultados de una investigación son verdaderos para las personas que fueron estudiadas y para otras personas que han experimentado o estado en contacto con el fenómeno investigado.

Auditabilidad: Se refiere a la habilidad de otros investigadores de seguir la pista o la ruta de lo que el investigador original ha hecho. Para ello se realizaron un registro y documentación completa de las decisiones e ideas que las investigadoras obtuvieron con el estudio. Se usó una grabadora de voz para grabar las 20 entrevistas, luego trascribirlas en Word, después analizarlas. Después de dos años se eliminarán dichos documentos.

Transferibilidad: Este criterio consistió en la posibilidad de transferir o extender los resultados a otros contextos o grupos. Para ello se describieron en forma detallada el lugar y las características donde el fenómeno fue estudiado, y se narraron las características de los sujetos de investigación, con la finalidad que otros investigadores lo apliquen en su realidad.

CAPÍTULO III.

COMPLEMENTARIEDAD ENFERMERA-FAMILIA ANTE LA DEPENDENCIA DEL ADULTO MAYOR HOSPITALIZADO: SATISFACCIÓN DE NECESIDADES BÁSICAS

El cuidado de enfermería parte del hecho de conocer al sujeto de nuestra acción profesional: los adultos mayores, las necesidades que los apremian y su entorno familiar; ellos son el centro de nuestro cuidado en el hospital, y también el centro de preocupación de sus seres queridos por la recuperación de su salud, por ello es de suma importancia que exista complementariedad en cada acción de cuidado, y sea entendida y comprendida por el cuidador familiar, para que ambos trabajen con un objetivo común como es la satisfacción de las necesidades del adulto mayor hospitalizado.

En ese sentido, la enfermera y la familia se complementan en el hospital para cuidar al adulto mayor, es decir son producto y productores de cuidado. Por ello se produce la unidualidad enfermera-familia relacionándose entre la autonomía y la interdependencia, la cual se forma porque tienen una preocupación especial sobre la persona adulta mayor viva/muera con dignidad y reciba un cuidado humanizado.[15]

Consideramos que, en el adulto mayor hospitalizado, se ve incrementado su dependencia, por lo que requiere mayores cuidados de enfermería y no solo de tratamiento médico. El cuidado es un proceso interactivo entre cuidadora y ser cuidado, la enfermera tiene un papel activo a través de acciones y comportamientos de cuidado y el adulto mayor tiene un papel más pasivo, y en función de su situación puede ser dependiente temporalmente, por ello se requiere del apoyo del familiar cuidador.

Los testimonios que a continuación detallan enfermeras y familiares reflejan esta categoría:

> *"siempre hay muchos adultos mayores dependientes en alguna de sus necesidades, algunos vienen de casa con dificultad para caminar o para alimentarse y solo hacemos turno una técnica y una enfermera y esto nos dificulta para que les atendamos como debe ser: movilizarles cada cierto tiempo, darles el confort, asearles o darles un baño de esponja, darles de comer*

y hasta para conversar con ellos e indagar sus dificultades para su cuidado, su familia es de mucha ayuda para nosotras nos avisan cuando su paciente desea algo o está poniéndose mal" (canario) – E

"Cuando me quedo a cuidarlo en lo posible trato de ver qué es lo que necesita, le aseo por las mañanas, le doy su medicina, le cambio de ropa, reviso el pañal como hay veces que se le escapa la orina, si se pone mal mi mamá llamo a la enfermera" (Paz)-F

Con la hospitalización el cuidado de enfermería parte del hecho de conocer al sujeto de nuestra acción profesional: los adultos mayores y sus necesidades; las enfermeras valoran la situación de salud de todos y declaran que hay "muchos adultos mayores dependientes" que dificultan el cuidado integral. Las enfermeras para proporcionar cuidados tienen una base científica- procedimental para realizarlos, sin embargo son conscientes que no es integral por ser excesivo el número de pacientes o la propia complejidad de los mismos. Entonces consideran al cuidador familiar como el complemento para apoyo en el cuidado, ya que ayudan a brindar cuidados genéricos (satisfacción de necesidades básicas) "moverles, asearles, darles de comer", ellos saben las necesidades que tiene su familiar incluso antes de la hospitalización y en el proceso salud/enfermedad; por esta razón se entabla una relación personal armoniosa para que haya complementariedad en el cuidado.

En seguida, describimos lo que específicamente hace la enfermera durante la hospitalización del adulto mayor. Cuidar-cuidado-cuidando, que no es otra cosa que apoyar comprensivamente la fragilidad del adulto mayor; con paciencia responsable, es acción reflexiva precedida por comprensión de la experiencia vivida de salud-enfermedad.[41] El adulto mayor durante su hospitalización brinda información de una evidencia existencial y de la noción de que está en el poder de la enfermera conservarles la integridad, dignidad y libertad. Como los propios adultos mayores declaran.

"Me controlan la presión, la temperatura, me entregan las pastillas como soy hipertenso a veces ya no veo cuál pastilla estoy tomando, la vista me falla y me dicen tome su enalapril esto es para su presión, la otra es para bajar su colesterol... pues yo desde hace 4 años no dejo de tomar mis pastillas... en mi casa están separadas cual me toca en el día y cual en la noche..." (Geranio)-P

"La señorita me coloca en el brazo la medicina (señala la vía periférica), me dan mis pastillas en la hora que me toca, me dice Sr...(nombre) esto es para que mejore de la infección, además para que no tenga fiebre... estoy mejor... muchísimo mejor, escuché que mañana me dan de alta" (Gladiolo)-P

"Me dan los medicamentos en el horario establecido, si tengo dolor me colocan la ampolla, están pendientes de uno, es justo que nos traten bien cuando nos enfermamos" (Azucena)-P

Los adultos mayores identifican que la enfermera es el profesional encargado de su cuidado durante la hospitalización, refieren: "me controlan la presión, temperatura", "me colocan ampollas, me entregan mis pastillas", según lo observado los adultos mayores perciben el cuidado de enfermería como intervención terapéutica.

El cuidado abarca, además de procedimientos y actividades técnicas, acciones y comportamientos que favorecen no solo el estar con, sino también el ser con, es decir, se piensa que los procedimientos, intervenciones y técnicas realizadas con el paciente solo se caracterizan como cuidado en el momento en que los comportamientos de cuidar son mostrados, tales como: respeto, consideración, gentileza, atención, cariño, solidaridad, interés, compasión, entre otros.[2] Sentires que los propios pacientes testimonian.

"Me siento bien, me atienden rápido para recuperarme porque es mejor estar en casa, Ud. se imaginará quién quiere estar enferma y lejos de sus seres queridos" (Clavel)-P

"Están atentas al llamado, reclaman nuestros resultados para que el médico me informe si voy mejor o falta algo para salir rápido de acá (...)" (Geranio)-P

En el ambiente hospitalario el cuidado al adulto mayor tiene que ver mucho con la sinonimia de atención oportuna "me atienden rápido", quizá porque el actuar profesional gira alrededor de la atención de individuos enfermos que en la gran mayoría de los casos requieren por sus condiciones de salud, una atención rápida, continua y permanente, orientada a resolver problemas particulares que afectan la dimensión personal de quienes demandan un servicio institucionalizado. Pero no se puede negar que en los servicios de hospitalización a veces se escucha que no hay un buen trato, y parte desde que el personal de salud se dirige a los pacientes con respeto, llamándoles por su nombre y tratándoles de usted, sobre todo cuando son adultos mayores.

A continuación, se relata lo que particularmente realiza el familiar cuidador durante la hospitalización del adulto mayor. El cuidador familiar es aquel individuo con vínculo de parentesco o cercanía, que asume las responsabilidades del cuidado de un ser querido en situación de enfermedad crónica y participa con ellos en la toma de decisiones; las funciones del cuidador dependen de la familia y del tipo de persona a quien se les brinde el cuidado.[42]

La familia es factor fundamental de soporte en la vida de todos. Afortunadamente en nuestro país, los adultos mayores viven con sus familias y se espera que así se mantenga y fortalezca esta unión con proyecciones cuando el adulto mayor es hospitalizado. En este proceso la familia expresa su afectividad sentida al permanecer al lado de su familiar

> *"Estoy pendiente que le den sus medicamentos, que no tenga dolor, fiebre, le ayudo a comer, ir al baño, también le aviso a la enfermera si algo está mal con mi mamá" (generosidad)- F*

> *"Le doy de comer y él no tiene mucho apetito, pero aún está bajo de hemoglobina y necesita alimentarse para recuperarse, además el problema renal es el que le complica más su estado de salud" (Amistad)-F*

> *"Es necesario estar a su lado para atenderlo le alcanzo el papel higiénico, arreglamos la ropa, ayer estuvo mojado parece que el suero pasaba, ella se pone mal de un momento a otro es la segunda vez que mi abuelita está internada y con el mismo problema". (Solidaridad)-F*

El cuidador familiar durante la hospitalización permanece al lado del adulto mayor, este es un valor que aún se conserva en Cajamarca, pues cuidan a sus padres, abuelos o algún pariente anciano con abnegación y dedicación; básicamente se encargan de brindar cuidados genéricos: "estoy pendiente de sus medicamentos, dolor, fiebre", "tome sus medicamentos", "darle sus alimentos", "ir al baño" constituyendo una fuente importante de ayuda y poyo durante la hospitalización. Esto implica que uno de los miembros de la familia, principalmente la mujer se convierta en cuidador tal como se ha encontrado en el presente estudio, donde los cuidadores del adulto mayor tienen parentesco (esposa, hijas, nietas y sobrinas), quienes colaboran en la satisfacción de sus necesidades básicas, constituyendo una de las muchas fortalezas que tiene el adulto mayor que vive en un hogar con su familia, donde lo aman cuidan y respetan.

El paciente por la enfermedad, es un ser vulnerable y la hospitalización agrava este estado, facilitando el cuidado. Durante el proceso de cuidar, el encuentro entre el ser que cuida y el ser cuidado es de gran relevancia, la experiencia puede volverse menos traumática. Además, es primordial que, durante el momento del cuidado se establezca confianza por parte del ser cuidado, para con la enfermera y para con todos los demás cuidadores. El ser cuidado se sentirá más seguro y tranquilo, mostrando comodidad y bienestar.[25] Tal como lo demuestran en los siguientes testimonios:

> *"Toda mi familia me apoya, ellos vienen, ayer pasé un lindo día con el menor de mis hijos, me llaman a cada rato, y eso me anima" (Gladiolo)-P*
>
> *"Mis hijos y sobrinos nos están colaborando muchísimo, en si la familia tuvo una unificación muy bonita todos y en estos momentos la que se hace cargo de la casa es mi hija" (Ortencia)-P*

El apoyo emocional de la familia hace que la estadía en el hospital sea menos incómoda, los adultos mayores manifiestan "vienen a visitarme"," me llaman por teléfono", "me anima", "mis hijos y sobrinos me apoyan", "hubo unificación". Por ello se considera que el adulto mayor cajamarquino es muy respetado y querido por sus familiares ellos continuamente estas pendientes de la evolución de su enfermedad y durante las visitas acuden en grandes grupos (familiares y amistades) y cuando tienen hijos se turnan para su cuidado; es importante resaltar la medida implementada por EsSalud en su campaña de Humanización al permitir durante las 24 horas del día un familiar a lado del adulto mayor con dependencia y resaltar el lema "el amor familiar alivia cualquier mal".

La familia crea estrategias, organiza y coordina sus movimientos cotidianos, conversa e interactúa con otros, a fin de proteger y acudir siempre de sus miembros. En la familia la solidaridad hace que esta no se perciba como un grupo social cualquiera, se constituye en una unidad, en un organismo vivo indispensable para la existencia de los otros. La familia es un organismo profundamente revitalizador, esencial e indispensable.[16]

La familia es y será siempre la principal fuente de cuidados en etapas extremas de la vida como la vejez acompañada de dependencia; por ello el cuidado profesional de enfermería se debe complementar con el cuidado del familiar cuidador en la hospitalización del adulto mayor. Por otro lado, el cuidado no solo está basado en asistencia técnica y procedimental de la enfermera sino también se basa en las relaciones humanas y el afecto que brinda.

CAPÍTULO IV.
CALOR HUMANO EN EL CUIDADO DE ENFERMERÍA AL ADULTO MAYOR HOSPITALIZADO

No se encontró una definición exacta de calor humano, pero se revisó varios artículos de neurociencias y psicología para tratar de dar un concepto que se adapte más al cuidado de enfermería. El Calor Humano es sinónimo de calidez humana, calidez es calor, confianza, cordialidad y afecto que las personas muestran a las demás y en el que las relaciones interpersonales fluyen de manera natural. También, es el arte de brindar calor, confianza, a todo ser en circunstancia crítica, estable o en cualquier estado biopsicosocial, para que se sienta cuidado, sienta que existe alguien al que le importa sin tener ningún lazo familiar, solamente por el hecho de ser un ser vivo, que necesita de cuidado.[2]

El "Calor humano" es una expresión que se utiliza en nuestro día a día y significa afecto/amabilidad entre personas. Puede ser considerado terapéutico y aliado con la honestidad y sinceridad, mejora toda la comunicación humana estableciendo lazos entre los individuos. También hace que las personas toquen entre si historias, experiencias y lecciones de vida.[43]

Los hospitales son ambientes muy fríos a donde involuntariamente se tiene que acudir por algún problema de salud, allí los adultos mayores son atendidos por personas desconocidas y se generan sentimientos de soledad, pena, impaciencia y a veces dolor, pero los profesionales de la salud en el hospital son quienes actúan no solo con amabilidad sino brindando cuidado con calidez para que la estadía hospitalaria sea menos tediosa, lo cual lo perciben los adultos mayores

> *"Siento que están tratando con seres humanos y es lo que uno necesita y más cuando estamos enfermos, mal de salud donde uno más quiere que nos consientan, estoy pasando un momento muy difícil y no tengo las armas para defenderme, las enfermeras me escuchan me prestan atención, entonces qué bueno que acá se siente ese calor humano de algunas de ellas, yo por mi parte*

puedo darles agradecimientos y felicitar al personal que trabaja acá". (Margarita)-P

"Me dicen abuelito, n qué tengo, cómo he pasado la noche, si tengo molestias o dolor están atentas a mí sí me tratan con mucho respeto, con mucho calor humano y lógico, te hacen sentir bien, puedes estar con tu mal o problema de salud, pero algo que son las buenas acciones hacen que te disipes". (Clavel) –P

"Ellas están pendientes, me tratan con respeto y cariño, me coge la mano, me sonríe, me siento tranquila y en confianza". (Hortensia)-P

"Gracias a Dios y a las enfermeras yo me siento bien y más segura, acá, aunque no quisiera estar acá porque en casa todos salen a trabajar me siento bien, se siente esa calidez humana…". (Peruanita)-P

En estos testimonios encontramos que los adultos mayores refieren encontrarse en un momento difícil por la enfermedad, pero el hecho que la enfermera "les escuche", "preste atención", pregunte "cómo paso la noche", "trate con respeto y cariño", "me dice abuelito", etc. El adulto mayor lo interpreta como "calor humano" es por eso que enfermería debe reforzar las buenas actitudes y gestos en cada una de sus actividades de cuidado. También manifiestan "me coge la mano", "me sonríe", esta actitud identificada como el toque terapéutico puede funcionar como una manera cariñosa y sencilla de trasmitir "calor" un pequeño gesto "vale más que mil palabras", el buen trato beneficia en gran medida al adulto mayor. Además, manifiestan que le dicen "abuelito" en nuestro medio los términos utilizados para referirse al adulto mayor son: "abuelito", "chochito", "mayorcito" son términos en diminutivo inmersos en el lenguaje popular y en la cultura del poblador cajamarquino, no son discriminatorios ni desmerecedores.

En situaciones de crisis en las que se vive una dificultad que hace sufrir se desencadena un conjunto de sentimientos, la primera expectativa del ayudado es la de sentirse acogido en los sentimientos.[26] Se descubrió que, con el calor humano y la aceptación incondicional de la experiencia individual de cada uno, los pacientes comunican cada vez más sus miedos, sus deseos, sus preocupaciones y sus esperanzas; también están más dispuestos a entablar una conversación más abierta, como las propias enfermeras lo emiten.

"Lo atendemos con calidad y calidez toda la atención que se merezcan para recuperar su salud y regresar a lado de su familia". (Canario)-E

"Por su edad se merecen que les tratemos con humanismo, calidad, calidez y dedicación a ellos se les trata de una manera diferente y oportuna". (Golondrina)-E

"Hay que tener mucho cuidado, paciencia y darles una atención de calidad". (Gaviota)-E

Las enfermeras manifiestan que el cuidado al adulto mayor lo brindan con "calidad y calidez", "humanismo y dedicación", "paciencia"; son profesionales consientes del sufrimiento en la enfermedad y aún más por la vejez "se les trata de una manera diferente". El arte del cuidado que dan lo adapta a las necesidades del paciente y brindan cuidados con ternura, cordialidad, bondad, inspiran seguridad, de esta manera cualifica las relaciones y los servicios prestados.

La calidez es una cualidad específicamente humana, no exigible y deseada por todos, especialmente en medio de la vulnerabilidad es así que cuidar-cuidado-cuidando al adulto mayor va más allá del cuidado en situaciones de disfunción, es un modo de mirar, pensar y lograr un objetivo de un buen trato, una mirada de confianza a la persona[41], que al recibirlas son acogidas por pacientes y familiares.

"Bueno desde que estoy internado aquí, sí se han acercado a conversarme y me preguntan qué es lo que tengo, a veces me ven un poquito triste y se preocupan por mí eso, me hace sentir bien, menos tenso". (Gladiolo)- P

"Personalmente *es una tranquilidad inmensa, el saber que la enfermera está pendiente, yo veo que las enfermeras son muy, muy amables, que saben mucho su trabajo". (Paz)-F.*

"Los días que llevo acá ya conozco a las enfermeras y médicos, el trato de las enfermeras es muy respetuoso, amable, cordial". (Verdad) –F

El cuidado con acercamiento y escuchar sus quejas o lamentos también constituye una manera de cuidar y aliviar su malestar, ellos exteriorizan que la enfermera le pregunta "qué es lo que tiene", "si está triste", y esto les genera confianza y seguridad.

Asimismo, escuchar activamente consiste en utilizar todos los sentidos para captar la experiencia de quien se comunica. Por eso no se escucha únicamente con los oídos, sino también con la mirada receptiva, con el contacto corporal acogedor, con la proximidad física adecuada, con la atención al lenguaje no verbal del paciente, con la lectura atenta de sus silencios.[44]

El respeto y el cuidado constituyen la ética esencial de enfermería. Consideramos que al cuidar a los adultos mayores el calor y la cordialidad están presente en cada una de nuestras acciones, ya que ellos esperan profesionales sensibles, capaces de sufrir con el paciente y tiernos hasta el punto de comportarse como un familiar o un ser querido. Además, exige respeto y reconocimiento del otro como persona.[2] El cuidado de enfermería es un derecho, involucra las características individuales propias de la persona que lo recibe; es decir, se debe respetar los derechos del ser humano, del valor de la vida, dignidad y los valores.[45] Sin embargo, hay testimonios donde los adultos mayores no encuentran un buen trato durante su hospitalización.

> *"Bueno, me gustaría que me traten con ternura, cariño, con paciencia, con amor, (...) se necesita a alguien que de ánimo o por lo menos que digan usted ya está de edad, no tiene fuerza para levantarse, nosotros le vamos a ayudar, que nos comprendan, pero no siento esa paciencia en ellas...". (Rosa)-P*
>
> *"(...) ellas no comprenden a veces el dolor y malestar, cómo me voy a sentir bien, yo ya quiero superar este impase". (Gladiolo)-P*
>
> *"(...) me gustaría que me digan: te levantaré, te alzaré, estarás incomoda, no tienes fuerza, te acomodaré bonito, así con cariño". (Hortencia)–P*
>
> *"Que sean atentas, vean si la comida que me traen este bien porque un día me trajeron salado yo no comí le dejé a un lado y nadie me trajo otro almuerzo me quedé con hambre". (Geranio)-P*

Se puede evidenciar los recolamos del paciente identifican que en el cuidado hospitalario no hay buen trato, comprensión, cariño, ellos manifiestan: "me gustaría que me traten con ternura, cariño, paciencia, amor", "me den fuerza, ayuda, comprensión", "no comprenden mi dolor y malestar", la enfermedad muchas veces conduce a la pérdida de autonomía personal del paciente, causa mayor dependencia y repercusión psicológica como sentimiento de inutilidad, ante esta realidad en el cuidado es necesario reflexionar cómo estamos cuidando, cómo respondemos al llamado, miramos o no el rostro de los adultos mayores, calmamos o no el dolor, molestias u otra necesidad que presentan durante el turno y no se vuelva solo una rutina laboral.

No obstante, el cuidado se encuentra asociado a la dimensión cultural y social. El cuidado de la enfermera al adulto mayor en el hospital, incluye: identidades, singularidades, relaciones de poder, desigualdad, enriquecimiento mutuo y diversidad cultural, aspectos abordados en el siguiente capítulo.

CAPÍTULO V.
INTERCULTURALIDAD EN EL CUIDADO AL ADULTO MAYOR HOSPITALIZADO

La identidad cultural es el conjunto de rasgos propios de un individuo o de una colectividad que los caracterizan frente a los demás; así como la conciencia que una persona tiene de ser ella misma y distinta a las demás. Constituye también un sistema de símbolos y de valores que permite afrontar diferentes situaciones cotidianas. Esto explica que, frente a tal situación, un individuo, con sus valores y su modo de pensar, de sentir y de actuar reaccionará probablemente de una manera definida.[46] Cuidar es universal y no distingue ni raza, ni edad, ni grupo social por eso las enfermeras deben conocer la identidad cultural del ser humano a quien cuidan. La identidad cultural es como el conjunto de valores, tradiciones, símbolos, creencias y modos de comportamiento que identifican o diferencian a la persona de un grupo o comunidad y da un sentimiento de pertenencia a un determinado grupo cultural.

Asimismo, la cultura es un complejo dinámico de conocimientos, creencias, costumbres y prácticas que se construyen en la relación con otros, se aprenden y transfieren de generación en generación.[47] En el campo de la salud la interculturalidad es la capacidad de moverse equilibradamente entre conocimientos, creencias y prácticas culturales diferentes respecto a la salud y la enfermedad, la vida y la muerte, el cuerpo biológico, social y relacional, percepciones que pueden ser incluso hasta contrapuestas.[22] Pero, aunque los pacientes tengan rasgos o costumbres diferentes al personal de salud, ellos tienen los mismos derechos de ser tratados con respeto y dignidad, lo que conlleva a establecer una relación intercultural, en la que las diferencias culturales significan un aprendizaje mutuo. Tal y conforme lo explican las enfermeras

> *"Tenemos todo tipo de pacientes de la ciudad y también muchos de ellos son del campo y con ellos viene toda la familia. En el hospital en algunas ocasiones hemos tenido pacientitos que les traen sus hierbitas en sus botellas para darles de tomar y le pasan a escondidas al servicio ¡quizá les ayude o no! pero son sus costumbres la vez pasada a uno de ellos le aplicaban en todo su cuerpo una solución que olía a hierbas". (Gaviota)-E*

"…Las costumbres de los que vienen de zona rural son otras generalmente no quieren bañarse argumentando que se enferman de los bronquios, quieren su comida en hora puntual a las doce del mediodía, entonces eso nos causa un poco de dificultad en algunas acciones de nuestro cuidado". (Golondrina)-E

El cuidado basado en la cultura está arraigado al ser humano dentro de las comunidades, pueblos y familias. Al respecto, las enfermeras refiere que tiene pacientes de la ciudad (zona urbana) y del campo (zona rural) quienes "traen sus hierbitas para darles de tomar", "aplican en el cuerpo soluciones con olor a hierbas", éste cuidado es respetado por la enfermera al decir que "son sus costumbres", pero a la vez tiene la disyuntiva "si le harán bien o no"; de esto se deduce que las instituciones de salud aún no conciben la salud intercultural en el cual se incorpore la cultura del paciente en el proceso de atención de salud.

Sin embargo, las enfermeras encuentran barreras culturales en el cuidado que brindan al adulto mayor hospitalizado, ellas manifiestan "no quiere bañarse porque se enferma de los bronquios", "su almuerzo debe ser puntual al mediodía", esta idiosincrasia del adulto mayor de la sierra del Perú se debe por el clima frio de la zona, ellos esperan tener mucho sol para bañarse y no lo realizan todos los días, en cuanto a la alimentación ellos se levantan muy temprano a realizar labores en sus chacras o crianza de animales domésticos y toman su desayuno temprano y regresan a sus casas para almorzar al mediodía guiándose del sol para luego volver a sus labores donde les demanda fuerza y gasto de energía, y estos horarios lo trasladan al hospital donde las normas que rigen son otras.

Conviene tener presente que estas barreras culturales las establece el personal de salud por los protocolos y normas institucionales, pero se debe tratar de adecuar a las costumbres de los pacientes, siempre que no se contrapongan con su salud, en otro caso se les debería explicar las reglas institucionales y pedirles que de adecuen a ello, de tal manera que hay una comunicación fluida basada en la empatía y el respeto.

Por otro lado, el cuidado del adulto mayor cajamarquino se fundamenta en el saber andino que es la expresión viva de la cultura del campesino andino, no es una construcción de ideas, éste saber aparece acompañado con el "qué hacer" empatándose con la actualidad y acomodándose a las circunstancias que le corresponde[48]. Por ello, es necesario cuidar con enfoque intercultural, el cual exige una relación interpersonal enfermera/paciente/familiar o cuidador con una disposición abierta para conocer e indagar sobre los usos, costumbres, prácticas y formas de entender la salud y la enfermedad, la vida y la muerte por parte de los usuarios; sin juzgarlos como bueno o malo, como dijimos anteriormente, sólo son diferentes, de esta forma evitaremos poses y actitudes de superioridad y subordinación.[22]

Los pacientes de la propia cultura son cuidados de manera uniforme, como se ha enseñado durante la formación y esta mirada cambia cuando descubre uno la importancia de la cultura del otro.

> *"Es la primera vez que estoy acá nunca le hemos traído a mi papacito…nadie daba con su mal me decían es susto, lo limpiaron con el cuy negro y salió mal del estómago, las vinagreras no le dejaban, después decían es pena también la mala hora y tantas cosas que hay…hoy lo veo más tranquilito al menos me reconoce la medicina de acá esta que lo mejora un poquito" (paz)- F*
>
> *"Hicimos de todo para que sane Srta., creyendo que era susto lo lleve al curandero, más y más se hincho sus piernas. Nos asustó mucho parecían dos bolsas de arena y nada señorita no dieron con su mal, después ya el doctor nos dijo que era del corazón". (Solidaridad)-F*

Las familias y los adultos mayores de la zona andina tienen su propia cultura (creencias, conocimientos, costumbres y prácticas) que se han transmitido de generación en generación; y también tiene su manera de ver e interpretar el mundo, es así que cuando sufren una enfermedad primero acuden al curandero y cuando ya no encuentran mejoría recién acuden al médico tal como manifiestan "es la primera vez que lo traemos acá", los asocian los síntomas de las enfermedades con la naturaleza que le rodea o lo espiritual "susto", "pena"; todo esto se fundamenta porque en el mundo andino gran parte de lo que existe tiene alma, o sea vida propia, algunos más fuertes que otros, algunos contrapuestos a otros. Con esto llegamos a inferir que ninguna cultura es mejor o superior a otra, solo son formas diversas de adaptarse a realidades distintas.

Pero no todos los pacientes adultos mayores y sus familias tienen la misma posición y percepción respecto a la enfermedad, los siguientes testimonios revelan esto:

"Estoy pendiente de sus análisis y resultados preguntando siempre, le hago que sople ese (señala inspirómetro) cada vez con más fuerza, que tome agua tibia, tosa, escupa es así como las enfermeras lo hacen y yo tengo que aprender". (Honestidad)-F

"Poco a poco estoy aprendiendo lo que uno quiere es lo mejor para ella quisiera que este arriba en mi casa, pero está aquí y tengo que aprender muchas cosas para ayudarle". (Verdad)-F

Se puede reflejar que el familiar cuidador tiene apertura, aceptación por el cuidado brindado por la enfermera en el hospital al decir "estoy pendiente de sus análisis", "hago que sople", "tengo que aprender muchas cosas" a la vez tienen la necesidad de aprender el cuidado, generalmente son personas jóvenes las que manifiestan esto debido a los conocimientos ya adquiridos o al nivel de instrucción que poseen tiene una perspectiva diferente de la salud, tratan de aprenden los cuidados que observan que realiza la enfermera, de esta forma se genera comprensión, confianza, comodidad, tranquilidad tanto para el familiar cuidador, el adulto mayor, y la enfermera.

También es necesario que el personal de salud tenga una buena comunicación con los familiares de los adultos mayores hospitalizados, cuando no son tan buenas emerge la queja dada por la familia.

"A veces hay algunas enfermeras que esperan a que uno llegue y empiezan a decirte, mira hoy no hizo fiebre tu mami, está sin oxígeno, comió, pero hay otras que no dan información creo que está prohibido o no quieren asustar y uno no sabe si esta mejor o peor quedamos en el vacío y al médico no se le encuentra todo rato y es una cosa de incertidumbre". (Honestidad)-F

"Yo no puedo quedarme por la noche y estoy con la angustia como amanecerá porque uno llega y no lo dejan entrar entonces uno se pasa todas las noches sin saber hasta el otro día a las once que dan informes, imagínese, donde uno quiere madrugar y que le digan a uno, no todavía él está bien o alguna cosa sea lo que sea". (Generosidad)-F

"Es la primera vez que estoy acá, yo estaba desesperado que un médico me explique que tenía mi paciente, nadie me explicaba nada, no me hacían caso, espere un momento; yo no entendía que estaban ocupados con otros pacientes". (Amistad)-F

"Que informen a qué hora hay que estar para sus procedimientos, la hora de visita, que se pongan de acuerdo con vigilancia esa información parece que los

vigilantes no la conocen, porque ellos manejan otro tipo de información no dejan entrar". (Honestidad)-F

Los familiares al sentirse responsables de la salud del adulto mayor buscan información continua de la evolución de su enfermedad "no dan información", "como amanecerá", "que me expliquen lo que tiene mi paciente", esto muchas veces causa incertidumbre, angustia, y desesperación por el familiar. Por ello, es importante considerar que una característica de la interculturalidad es la comunicación efectiva (comprender al otro desde su cultura), dialogo y debate, aprendizaje mutuo, intercambio de saberes y experiencias.[49]

En el trabajo diario frecuentemente el personal de salud es abordado por los familiares e incluso por los pacientes, ellos hacen preguntas sobre sus dudas y preocupaciones relacionadas con la salud/enfermedad; y muchas veces ellos preguntan a las enfermeras, a quienes los tratan bien y les dan confianza, y aunque ellas no pueden dar el diagnóstico o evolución de la enfermedad, la enfermera puede y debe tratar con amabilidad y explicar y enseñar los cuidados que necesita el adulto mayor, a veces da esperanza y consuelo, y otras veces sólo basta con escucharles, de esta manera se entabla una relación intercultural apropiada.

CAPÍTULO VI.
CONSIDERACIONES FINALES

El cuidado hospitalario al adulto mayor brindado por la enfermera se complementa con el cuidado genérico brindado por la familia. El calor humano y el conocimiento de la diversidad cultural, hace que el adulto mayor se sienta comprendido y respetado durante la hospitalización.

La complementariedad enfermera-familia ante la dependencia del adulto mayor hospitalizado: satisfacción de necesidades básicas. El cuidado de enfermería parte del hecho de conocer al sujeto de nuestra acción profesional: los adultos mayores, sus necesidades y su entorno familiar, ya que se vuelva más dependiente; ellos son el centro de cuidado en el hospital, y también son centro de preocupación de sus seres queridos, por lo tanto es de suma importancia que exista complementariedad en cada acción de cuidado, y sea entendida y comprendida por el cuidador familiar, para que ambos trabajen con un objetivo común que es la satisfacción de las necesidades del adulto mayor hospitalizado. Mientras la enfermera realiza procedimientos propios de su carrera, el familiar cuidador colabora en la alimentación, higiene, cambios de posición, entre otros, aspectos que luego podrían aplicarse al alta hospitalaria y ponerlos en práctica en su hogar.

El cuidado no solo está basado en asistencia técnica y procedimental de la enfermera sino también se basa en las relaciones humanas y el afecto que brinda, surgiendo el calor humano en el cuidado de enfermería al adulto mayor hospitalizado. El hospital es un lugar desconocido y extraño en ambiente y personas, unido a la separación de su familia y hogar, esto genera en al adulto mayor sentimientos de soledad, pena, impaciencia y a veces dolor; pero ello, se equilibra cuando se permite que el familiar cuidador permanezca en el hospital y sobre todo cuando perciben que hay calor humano, cuando el personal de salud se expresa con amabilidad, acogimiento, calidez en la atención, esto permite que los pacientes adultos mayores entablen una conversación más abierta, comuniquen cada vez más sus miedos, sus deseos, sus preocupaciones y sus esperanzas, con ello se sienten comprendidos, valorados, acompañados, escuchados, es decir cuidados con calor humano.

Otro aspecto importante, es la interculturalidad en el cuidado al adulto mayor. Considerando que el cuidar está arraigado al ser humano en todas las sociedades y culturas se cuidan y la forma de hacerlo se transmite de generación en generación de acuerdo a sus propias costumbres e idiosincrasia. Los pacientes y familias del estudio cuentan con el saber andino para cuidarse, la misma que es la expresión viva de la continua practica del campesino andino y que no es una construcción de ideas, sino que este saber aparece acompañado con el "qué hacer" en cada momento y en cada uno de nosotros, empatándose con la actualidad y acomodándose a las circunstancias que le corresponde, y que hay saberes y prácticas que se maximizan cuando van al curandero, preparan sus hierbitas (infusiones) se resalta que estos conocimientos lo adquieren de los ancianos que son los que más experiencia tienen por haber vivido más tiempo y lo ponen en práctica cuando se enferman. Estos conocimientos deben ser rescatados y valorados en el cuidado hospitalario para ejercer un cuidado intercultural donde la enfermera, adulto mayor y cuidador familiar tengan un aprendizaje mutuo basado en la sensibilidad, el respeto, la democracia, el reconocimiento, la valoración y aceptación de los diferentes saberes, creencias y prácticas de salud que poseen los otros.

CAPÍTULO VII.

ESQUEMA CONCEPTUAL DEL CUIDADO DE ENFERMERÍA AL ADULTO MAYOR HOSPITALIZADO

ESQUEMA CONCEPTUAL DEL CUIDADO DE ENFERMERIA AL ADULTO MAYOR HOSPITALIZADO.

Autores: Lic. Enf. Virna Juliane Arica Cieza.

Dra. Rosa Jeuna Díaz Manchay.

Dra. Mirtha Flor Cervera Vallejos.

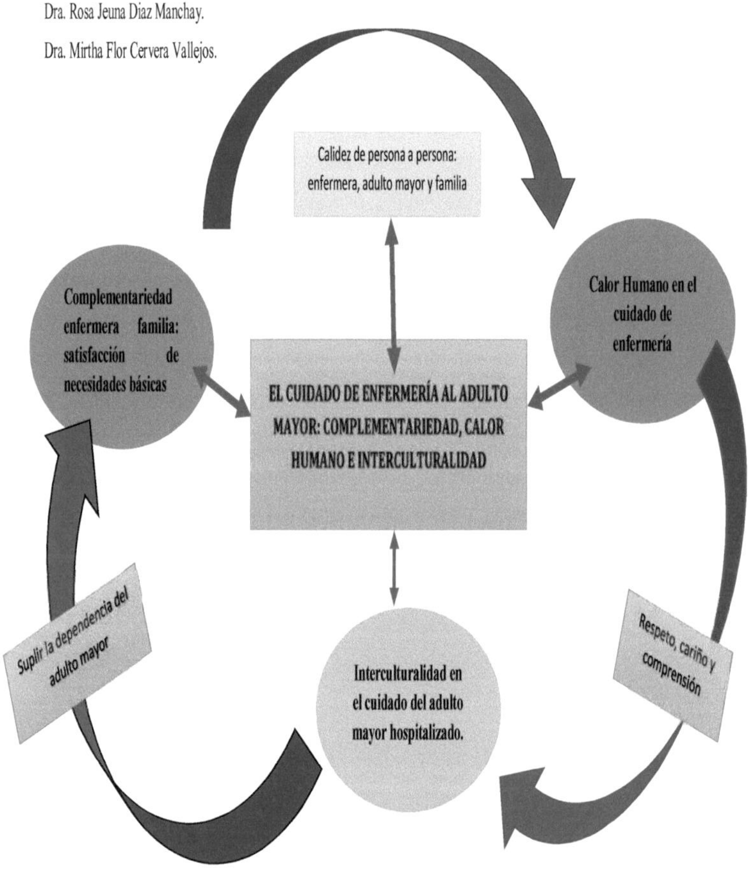

Las enfermeras conocen que el saber andino no se desliga en el proceso salud /enfermedad del adulto mayor cajamarquino puesto que este conocimiento de trasmite de generación en generación y son ellos "bisabuelos, abuelos, padres" quienes dentro de la familia "saben mucho más" que los "hijos, nietos, bisnietos" pero cuando no encuentran mejoría a sus dolencias o enfermedades acuden a curanderos o, hierberas, etc.

Los adultos mayores y su familia coinciden que deben acudir al médico para que curen y traten la enfermedad que padecen porque "dieron son su mal" y necesita que se hospitalice. Ambos encuentran que son ayudados, comprendidos y sanados. Durante la hospitalización o "internamiento" el familiar y la enfermera se complementan en el cuidado para la satisfacción de sus necesidades básicas por la dependencia que tiene el adulto mayor; pero a la vez todos se relacionan entre la autonomía y la interdependencia son proveedoras del cuidado genérico y profesional respectivamente al adulto mayor y si este cuidado es brindado por la enfermera son respeto, calidez, comprensión, toque terapéutico, paciencia y sobretodo cariño los adultos mayores lo traducen como "Calor humano", especialmente cuando se respeta y se muestra cariño hacia sus saberes andinos que junto con los saberes científicos logran su recuperación, ambos saberes se interrelacionan, están inmersos con más profundidad en el adulto mayor y su familia y en la enfermera en la comprensión y cariño hacia ellos , puesto que Cajamarca se distingue desde los Incas de los beneficios de la cultura andina y en sus adultos mayores existe gran raigambre que es necesario comprender, respetar y saber usar en beneficio de sus habitantes.

CAPÍTULO VIII.
RECOMENDACIONES

A las instituciones de salud:

- Implementar en los servicios de hospitalización del adulto mayor, talleres sobre los cuidados más comunes que necesita el adulto mayor como: cuidados de la piel, movilizaciones, curación de heridas, alimentación, cambios posturales, bajar la fiebre, etc. considerando sus costumbres y prácticas de cuidado de la zona del país.

- Fomentar la complementariedad enfermera-cuidador familiar en el cuidado al adulto mayor hospitalizado para la satisfacción de necesidades básicas permitiendo e incentivando que el familiar cuidador participe en el cuidado hospitalario.

- Fomentar la campaña de humanización emprendida por EsSalud y el acompañamiento familiar para los pacientes con dependencia aprobada desde el año 2015 permitiendo la presencia continua de un familiar o cuidador.

- Realizar trabajos de investigación de enfoque cualitativo para profundizar los saberes, vivencias, experiencias y prácticas en el cuidado andino de la salud en los diferentes grupos etarios y que estos conocimientos permitan reorientar el cuidado de enfermería en esta zona del país.

A las Instituciones formadoras:

- Las instituciones formadoras de recurso humano en salud deben hacer explícita en los currículos temas complementariedad, calidez o calor humano e interculturalidad en los cuidados al ser humano.

- Formación de profesionales de enfermería en las diferentes especialidades con capacidad crítica y reflexiva para implementar programas de cuidado intercultural en las diferentes regiones del país.

- Incorporar en los cursos de formación en enfermería casos clínicos de diversas patologías de pacientes provenientes de las zonas andinas y profundizar el conocimiento cultural y ancestral que poseen en el cuidado de su salud.

REFERENCIAS BIBLIOGRÁFICAS

1. Malvárez S. El reto de cuidar en un mundo globalizado. Texto & Contexto Enfermagem. Universidade Federal de Santa Catarina Brasil. Jul-Set; 16(3): 520-30. 2007. (Acceso el 09 de febrero del 2016). Disponible en: http://www.redalyc.org/articulo.oa?id=71416319

2. Waldow R. Cuidar: Expresión humanizadora de la enfermería. 1ª ed. México: Editorial Nueva Palabra. 2008.

3. Consejo Internacional de Enfermeras. Los papeles de la enfermería en los servicios de atención de salud. La atención de enfermería a las personas mayores. Biblioteca Las Casas Fundación Index. 2006; 2(3). (Acceso el 21 de febrero de 2016). Disponible en: http://www.index-f.com/lascasas/documentos/lc0160.pdf

4. I Foro nacional sobre la enseñanza de geriatría y gerontología en el Perú. 31 de agosto del 2005. Lima- Perú. 2005. (Acceso el 09 de febrero del 2016). Disponible en:http://www.gerontologia.org/portal/archivosUpload/Primer_Foro_Educacion_Geriatria_y_Gerontologia_en_Peru.pdf

5. Dirección general de Epidemiología del Ministerio de salud. Análisis de la situación de salud del Perú. 1ra. Edición. 2010. (Acceso el 09 de febrero del 2016). Disponible en: http://www.dge.gob.pe/publicaciones/pub_asis/asis25.pdf

6. Centro Latinoamericano y Caribeño de Demografía (CELADE) – División de Población de la CEPAL. Proyecciones de población a largo plazo: Long-range population projections. Copyright © Naciones Unidas / Copyright © United Nations. Impreso en Naciones Unidas, Santiago de Chile. 2011. (Acceso el 09 de febrero del 2016). Disponible en: http://repositorio.cepal.org/bitstream/handle/11362/7117/S1100938_mu.pdf?sequence=1&isAllowed=y

7. Gobierno regional de Cajamarca. Programa regional de Población de Cajamarca 2012-2016. Diagnóstico sociodemográfico del departamento de Cajamarca. 2012. (Acceso el 09 de febrero del 2016). Disponible en: http://www.mimp.gob.pe/webs/mimp/sispod/PROGRAMAS%20REGIONALES/Cajamarca/PROG_CAJAMARCA.pdf

8. Olivera J, Clausen J. Las características del adulto mayor peruano y las políticas de protección social. Departamento de Economía de la Universidad Católica del Perú. Impreso en Cartolán Editora y Comercializadora E.I.R.L. Documento de trabajo N° 360. Lima. 2013. (Acceso el 09 de febrero del 2016). Disponible en: http://files.pucp.edu.pe/departamento/economia/DDD360.pdf

9. Instituto Nacional de Estadística e informática. Perú: Demanda de atención del Adulto Mayor por problemas de salud 2006-2010. Impreso en los talleres gráficos de: Instituto Nacional de Estadística e Informática – INEI. Lima. 2012. (Acceso el 09 de febrero del 2016). Disponible en: https://www.inei.gob.pe/media/MenuRecursivo/publicaciones_digitales/Est/Lib1041/libro.pdf

10. Sacadas N. Factores que intervienen en el Abatimiento funcional del paciente geriátrico poshospitalizado en el servicio de geriatría del Hospital Regional Lic. Adolfo López mateos. [Tesis de especialidad en geriatría]. Instituto Politécnico Nacional Escuela Superior de Medicina- México. 2010. (Acceso el 09 de febrero del 2016). Disponible en: http://itzamna.bnct.ipn.mx/bitstream/handle/123456789/10458/272.pdf?sequence=1

11. Mejía L, López L. La familia y la cultura: una conexión innovadora para el cuidado de la salud. Index Enferm. 2010. (Acceso el 25 de febrero del 2016). Disponible en: http://scielo.isciii.es/scielo.php?script=sci_arttext&pid=S1132-12962010000200015&lng=es.

12. Cerón Y. Aspectos presentes en la comunicación de la enfermera la familia y la institución en la Unidad de Cuidado Intensivo. [tesis] Pontificia Universidad Javeriana- Facultad de Enfermería. Bogotá. 2008. (Acceso el 25 de febrero del 2016). Disponible en: http://www.javeriana.edu.co/biblos/tesis/enfermeria/tesis52.pdf

13. Bustamante S. enfermería Familiar: Principios de cuidado al partir del saber in común de las familias de Trujillo- Perú: Facultad de enfermería- Universidad Nacional de Trujillo. 2004.

14. Seguro social de salud del Perú. Plan de estrategia publicitaria 2014: campaña de humanización en los servicios de salud. Resolución de presidencia ejecutiva N° 205 P-E-ESSALUD 2014. Lima 7 de abril de 2014. (Acceso el 09 de febrero del 2016).

Disponible en: http://www.essalud.gob.pe/transparencia/pdf/informacion/R205PEESSALUD2014.pdf

15. Díaz R, Bustamante E. Enfermería, familia y persona con cáncer terminal. Del cuidado hospitalario al cuidado en el hogar. Perú: Editora EMMANUEL. 2011.

16. Moreno N, Landeros E, Jiménez M, Vera A, y Ojeda G. El proceso intercultural en el cuidado de la persona adulta mayor, 2011. Desarrollo Científico Enfermería. Vol. 19 N° 10 noviembre-diciembre, 2011. (Acceso el 09 de febrero del 2016). Disponible en: http://www.index-f.com/dce/19pdf/19-343.pdf

17. Cóndor E. Comunicación no verbal en el cuidado de enfermería desde la percepción del paciente adulto mayor hospital José Soto Cadenillas – Chota, 2014. [Tesis para optar el título Profesional de Licenciada en Enfermería]. Facultad Ciencias de la Salud Escuela Académico Profesional de Enfermería Sede Chota de la Universidad Nacional de Cajamarca. 2014. (Acceso el 09 de febrero del 2016). Disponible en: http://repositorio.unc.edu.pe/bitstream/handle/UNC/241/T%20305.244%20C746%2020 14.pdf?sequence=1&isAllowed=y

18. Zapata S. Percepción del paciente adulto mayor sobre el cuidado que recibe de la enfermera en el servicio de Geriatría del Hospital Almenara. [Tesis para optar el Título Profesional de Licenciada en Enfermería]. Escuela de Enfermería Padre Luis Tezza afilada a la Universidad Ricardo Palma. Lima. 2013. (Acceso el 09 de febrero del 2016). Disponible en: http://cybertesis.urp.edu.pe/bitstream/urp/311/1/Zapata_sm.pdf

19. Leininger M. Teoría de los cuidados culturales. En: Raile M. Modelos y teorías en enfermería. Séptima edición. Editorial: Elsevier. Barcelona-España. 2015

20. Almaguer J. Interculturalidad en Salud. Experiencia y aportes para el fortalecimiento de los servicios de salud. 2ª. Edición. Universidad Nacional Autónoma de México. Secretaria de Salud, México, 2009.

21. Instituto Interamericano de Derechos Humanos. Campaña educativa sobre derechos humanos y derechos indígenas, salud indígena y derechos humanos: manual de contenidos / Instituto Interamericano de Derechos Humanos. San José, C.R.: IIDH. 2006. (Acceso el 09 de febrero del 2016). Disponible en: https://www.iidh.ed.cr/IIDH/media/2089/campa%C3%B1a-educativa-salud-indigena-2008.pdf

22. Ibacache J. y otros. Memoria del Primer Encuentro Nacional Salud y Pueblos Indígenas: Hacia una Política Nacional Intercultural en Salud Iniciativa de Salud de los Pueblos Indígenas. División de Desarrollo de Sistemas y Servicios de Salud Organización Panamericana de la Salud Organización Mundial de la Salud. Washington, D.C. 1996. (Acceso el 09 de febrero del 2016). Disponible en: http://new.paho.org/hq/dmdocuments/2009/14-Esp%20IND7.pdf

23. Watson J. Nursing: Human caring sciencie. A teory of nursing. 2da Edición.United States of America. Copyright. 2012.

24. Waldow R. Bases e principios do conhecimiento e da Arte da Enfermagem. Editora Vozes. Petropolis, Rio de Janeiro. 2008.

25. Waldow R. 0 cuidado na saúde: as relacoes entre o eu, o outro e o cosmo. Petrópolis (RJ): Brasil Voces 2004.

26. Bermejo C. Humanizar La Salud: Humanización y relación de ayuda en enfermería. Impreso en Artes Gráficas. San pablo -Madrid- 1997.

27. Morales J, Rodríguez R. Reseña de "La atención de los ancianos: un desafío para los años noventa" de PE Anzola y MF Morales. Instituto Nacional de Salud Pública Cuernavaca de México, vol. 38, núm. 6. 1996. (Acceso el 09 de febrero del 2016). Disponible en: http://www.redalyc.org/articulo.oa?id=10638618

28. Rubio R. ¿Cuándo comienza la dependencia en el mayor? Geriátrica 19 (9-10) 2003.

29. Universidad de Cantabria. Tema 3: Cambios psicológicos, sociales y familiares asociados al proceso de envejecimiento. Enfermería en el Envejecimiento. Ciencias de la Salud. 2013. (Acceso el 09 de febrero del 2016). Disponible en: http://ocw.unican.es/ciencias-de-la-salud/enfermeria-en-el-envejecimiento/materiales/unidad-2/tema-3.-cambios-psicologicos-sociales-y-familiares

30. Lama J. Síndromes Geriátricos: Características de presentación de las enfermedades en el adulto mayor. Instituto de Gerontología de la Universidad Peruana Cayetano Heredia. Lima-Perú. Diagnostico. Volumen 42. Volumen 2. 2003. (Acceso el 09 de febrero del 2016). Disponible en: http://fihu-diagnostico.org.pe/revista/numeros/2003/marabr03/47-48.html

31. Organización Mundial de la Salud. Estados Unidos de América. Pan American Health Organization. 2013. [Acceso 30 de abril de 2016]. Temas de salud:

envejecimiento y clico de vida. Disponible en: http://www.who.int/ageing/about/facts/es/

32. Villaseca, S. El senescente y su familia. Salud familiar. Corporación de Promoción Universitaria de Chile.1986.

33. Leitón Z, Gómez M. El cuidado singular durante el envejecimiento y la vejez. Perú. EDUNT. 2012

34. Lenise M, De Souza M, Monticelli M, Cometto, Gómez P. Investigación cualitativa en enfermería. Metodología y didáctica. Washington, DC: OPS; 2013.

35. Ruiz J. Metodología de la Investigación Cualitativa. 5ta ed. Ediciones: Deusto. España; 2013.

36. Lenise do M. Lurdes M, Elisa T. Investigación cualitativa en enfermería: contexto y bases conceptuales. Washington: Organización Panamericana de l Salud; 2008.

37. Lüdke M, Marli E.D.A. Pesquisa em Educação: Abordagens Qualitativas. E.P.U. Editora Pedagógica e Universitaria LTDA. André-São Paulo. 1986.

38. Bardin L. análisis de contenido. Editorial Akal. 2da Edición-Madrid.1996.

39. Sgreccia E. Manual de Bioética. 4ta ed. Editorial: Talisio. Madrid; 2007.

40. Tello C, Gutiérrez N, Pérez C. Métodos y técnicas de análisis cualitativo. Sección de Postgrado en Enfermería-Escuela de Postgrado- Universidad Nacional de Trujillo. Trujillo; 2009.

41. Gil K, Díaz R. Cervera M: La corporalidad en el cuidado de enfermería a la persona con cáncer en fase terminal- I Edición. Universidad Católica Santo Toribio de Mogrovejo- Lambayeque. 2015.

42. Pinto N, Barrera L, Sánchez B. Reflexiones sobre el cuidado a partir del programa "Cuidando a los cuidadores"®. Aquichán vol.5 no.1 Bogotá Jan. /Dec. 2005. (Acceso el 09 de febrero del 2016). Disponible en: http://www.scielo.org.co/scielo.php?script=sci_arttext&pid=S1657-

43. Catarina S. O "Calor humano". Paliativos2010. 15 jun. 2011. (Acceso el 09 de febrero del 2016). Disponible en: http://paliativos2010.blogspot.pe/2011/06/o-calor-humano.html

44. Bermejo C. Calidad y calidez Hacia una humanización de los cuidados. Impreso en Artes Gráficas. San Pablo- Madrid. 1996

45. Cervera M. Inclusión de la ética en la enseñanza de enfermería. Universidad Santo Toribio de Mogrovejo. 1° Edición-FORMATS PRINT E.I.R.L-2013.
46. Montero M. Ideología, Alienación e Identidad Nacional. Una aproximación psicosocial al ser venezolano Caracas: Universidad Central de Venezuela. Ediciones de la Biblioteca. 1984
47. Cueva N, Roca L. Interculturalidad en salud: manual para sensibilizar personal de salud. Salud sin límites Perú. Fondo de población de naciones unidas. 1° edición. Lima. 2011. (Acceso el 09 de febrero del 2016). Disponible en: http://www.unfpa.org.pe/publicaciones/publicacionesperu/SSL-Interculturalidad-en-Salud.pdf
48. Terrones J. Vivencias y Saberes Andinos. Universidad Nacional De Cajamarca-Oficina General de Investigación- I Edición. Talleres gráficos de Publisher Comunicaciones SCRL. 2014.
49. Lozano R. Interculturalidad: Desafío y proceso en construcción. Manual de capacitación. Servicio en comunicación intercultural – SERVINDI. Lima. 2005. (Acceso el 09 de febrero del 2016). Disponible en: http://www.redxlasalud.org/index.php/mod.documentos/mem.descargar/fichero.documentos_manual2_68d62ef4%232E%23pdf

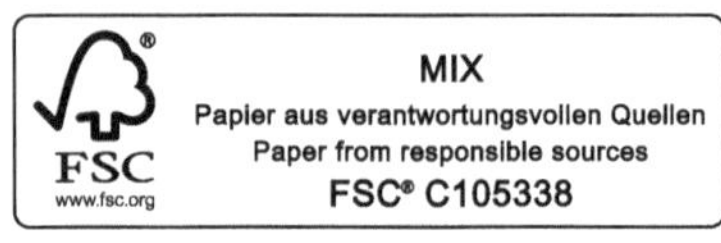

Printed by Books on Demand GmbH, Norderstedt / Germany